Ba

Carbohidratos

La guía definitiva para la dieta baja en carbohidratos
(Fácilmente perder peso rápidamente y sentirse fantástico)

Tabla De Contenido

Limón Orzo Ensalada De Verduras Con Pollo

Los ingredientes

- 1 cucharadita de miel
- 1/9 cucharadita de pimienta negra (molida)
- 2 taza de pechuga de pollo asada y deshuesada (sin piel desmenuzada)
- 1 taza de pepino (picado)
- 1 taza de pimiento rojo (previamente picado)
- 1 taza de cebollas verdes (en rodajas finas)
- 2 cucharada de eneldo (picado)
- 2 onzas de queso de cabra (molido)
- 4/4 taza de orzo crudo
- 1 cucharadita de cáscara de limón (rallada)
- 4 cucharadas de jugo de limón (fresco)
- 2 cucharada de aceite de oliva
- 1 cucharadita de sal kosher
- 1 cucharadita de ajo (picado)

1. Cocine el orzo según las instrucciones del paquete, descuidando la sal y la grasa.
2. Escurra y enjuague con agua fría, y colóquelos en un recipiente grande.
3. Mientras cocina el orzo, combine la cáscara de limón y los siguientes 8 ingredientes, y mezcle bien con un palo.
4. Espolvoree la mezcla de jugo sobre el orzo y

agite para cubrir.

5. Agregue el pollo y los siguientes 5 ingredientes, agitando suavemente para mezclar bien. Decorar con poco queso.

Ensalada De Ternera Asada Con Setas Shiitake Y Queso De Cabra Suave

Los ingredientes

- 500 g de carne asada cocida
- 3 tazas de verduras mixtas 80 g de queso de cabra blando (crudo)
- 6 cucharada de vinagre balsámico
- Jugo de lima

- 500 g de setas shiitake frescas

1. Cortar las setasshiitake y cocinarlas en una sartén a fuego moderado hasta que estén dorados por ambos lados, durante aproximadamente 10 minutos por lado.
2. Cortar la carne asada muy fina, mientras se cocinan los champiñones.
3. Coloque las verduras mixtas en el fondo de un

plato poco profundo.

4. Coloque sus rebanadas de carne en el centro de la pila de verduras.

5. Añadir las setas shiitake y el queso de cabra suave.

6. Espolvoree vinagre balsámico y jugo de limón para probar toda la ensalada.

Consejo Adicional:

Informaciónnutricional:

Ingredientes:

- 2 cucharadita de extracto de vainilla
- 1 taza de Crema batida
- 4 onzas de chocolate para hornear, sin azúcar en cuadritos
- 6 huevos
- 1 taza de mantequilla, sin sal
- 2 cucharada de agua
- 2 cucharadas de cacao en polvo, sin azúcar
- 2 taza de edulcorante, a base de sucralosa

Instrucciones:

1. Precaliente el horno a 450 grados.
2. Coloque un papel encerado en la parte inferior de una bandeja con forma de resorte.
3. Engrasar tanto la sartén como el papel y reservar.
4. Coloque un asador doble sobre agua a fuego lento y coloque la mantequilla, el chocolate y

el agua encima.

5. Revuelva la mezcla hasta que el chocolate y la mantequilla estén completamente derretidos.

6. Una vez que esté bien combinado, retire la mezcla del calor y vierta en un tazón grande. Deje enfriar.

7. Agregue cacao en polvo, 1 de taza de edulcorante y extracto de vainilla a la mezcla y revuelva bien para combinar.

8. Usando una batidora eléctrica, bata los huevos a fuego medio durante unos 10 minutos.

9. Reduzca la velocidad a media y continúe batiendo los huevos mientras agrega lentamente el edulcorante restante.

10. Agregue la mezcla de huevo en la mezcla de chocolate en tres partes. Mezclar bien.

11. Coloque la masa en la sartén preparada y alise la parte superior. Cocinar en el horno durante unos 46 minutos.

12. 10 . Una vez hecho esto, coloque el pastel en

una rejilla para cocinar. Cortar en 21 porciones y poner la crema batida encima antes de servir.

Bebidas: Licuado De Aguacate Tipo Gazpacho

Ingredientes:

- 2 cucharaditas de jugo de lima
- 2 onza. queso de cabra, ablandado
- 2 cucharaditas de cebollino picado
- 2 cucharada de crema espesa
- 2 taza de agua
- 1/9 cucharadita de sal
- 2 aguacate, pelado y sin semillas.

Instrucciones:
1. Cortar el aguacate.
2. Coloque las rebanadas en una licuadora junto con los ingredientes restantes.
3. Mezclar hasta que quede suave.
4. Transfiera a un vaso alto y ponga cebolletas adicionales encima.

Información nutricional:
Cada vaso contiene 10 .2 gramos de proteínas, 46 gramos de grasa, 10 .4 gramos de fibra, 486 calorías y 4.6 gramos de carbohidratos netos.

Ponquecitos De Terciopelo Negro

Ingredientes:

- 1 cucharadita de sal
- 2 cucharaditas de extracto de vainilla
- 1 cucharadita de bicarbonato de sodio
- 8 cucharadas de mantequilla, sin sal
- 2 cucharadas de cacao en polvo, sin azúcar
- 1 taza de harina de coco orgánica, alta en fibra
- 1 cucharadita de colorante para alimentos, negro
- Colorante naranja
- Brillo de comida comestible
- 4 huevos
- 6 cucharaditas de eritritol
- 1 cucharadita de polvo para hornear, fosfato directo
- 1 taza de leche de coco, sin azúcar
- 4 onzas de queso crema
- 1 taza de xilitol

Instrucciones:

1. 2 . Ponga el horno a 490 grados.
2. Cubra un molde para muffins con vasos de papel y póngalos a un lado.

3. Combine los huevos, 7 cucharadas de mantequilla, leche de coco, colorante negro, xilitol y extracto de vainilla en un tazón.
4. Coloque la harina de coco, la sal, el polvo para hornear, el bicarbonato de sodio y el cacao en polvo en un recipiente aparte. Mezclar bien.
5. Combine ambas mezclas juntas y revuelva bien.
6. Distribuya la mezcla resultante uniformemente en la lata del molde.
7. Cocinar en el horno durante unos 2 8 minutos. Una vez hecho esto, coloque los pastelitos en una rejilla para enfriar.
8. (para glasear) Coloque el queso crema en un tazón y bátelo con una batidora eléctrica hasta que quede suave.
9. Agregue la mantequilla restante, el eritritol, el colorante anaranjado y el extracto de vainilla a la mezcla. Mezclar bien.
10. Coloca glaseado encima de cada cupcake y espolvorea con purpurina comestible.

Salsa Bechamel

Ingredientes:

4 cucharadas de espesante
2 cucharadas de cebollas blancas, picadas
1/9 cucharadita de nuez moscada, molida
2 cucharadita de sal
2 taza de crema espesa
2 cucharada de mantequilla, sin sal
2 taza de agua
1/9 cucharadita de pimienta negra

Instrucciones:

1. Combine todos los ingredientes en una cacerola pequeñaexcepto la mantequilla y el espesante, y colóquela a fuego medio.
2. Una vez que la mezcla hierva a fuego lento, retire la sartén del fuego y deje reposar durante 30 minutos.
3. Cuele la mezcla y colóquela nuevamente sobre el calor.
4. Agregue el espesante y cocine la mezcla hasta que espese.
5. Retire la sartén del fuego y agregue la mantequilla. Revuelva hasta que se derrita.

Salsa Bearnesa

Ingredientes:

- 1/9 cucharadita de sal
- 6 cucharadas de vinagre de vino blanco
- 1 taza de mantequilla, sin sal
- 2 yemas de huevo
- 2 cucharadas de chalotes, picados
- 1/9 cucharadita de pimienta negra
- 1 cucharadita de estragón

Instrucciones:

1. Coloque el estragón, los chalotes y el vinagre en una caldera doble.
2. Cocine por unos 10 minutos.
3. Agregue la yema de huevo en la mezcla y bata hasta que esté espeso.
4. Poco a poco agregue la mantequilla y mezcle bien.
5. Una vez espeso, retire del fuego y sazone al gusto.

Mayonesa

Ingredientes:

- 4 cucharaditas de jugo de limón
- 1 cucharadita de pimienta negra
- 2 cucharaditas de mostaza Dijon
- 2 yemas de huevo
- 2 cucharadita de sal
- 2 taza de aceite de oliva, extra virgen

Instrucciones:

1. Mezcle las yemas de huevo, la mostaza, la sal, la pimienta negra y el jugo de limón en un tazón.
2. Agregue lentamente aceite de oliva en la mezcla mientras revuelve constantemente.
3. Continuar agitando hasta obtener la consistencia deseada.

Información nutricional:
Cada porción contiene 0.8 gramos de proteína, 210 .2 gramos de grasa, 266 calorías y 0.6 gramos de carbohidratos netos.

Salsa De Eneldo

Ingredientes:
- 2 cucharadas de crema espesa
- 1/3 taza ramita de eneldo
- 1 cucharada de mostaza de Dijon
- 1 taza de mayonesa
- 2 cucharada de jugo de limón
- 1 taza de crema agria

Instrucciones:
1. Combine todos los ingredientes en un tazón y mezcle bien. Sazone al gusto.
2. Cubra y deje que se enfríe en el refrigerador durante al menos 50 minutos.

Consejo adicional:
Para agregar un toque a su salsa, puede reemplazar la pimienta negra con pimienta de cayena y agregar 2 cucharadas de alcaparras escurridas y picadas.

Información nutricional:
Cada porción contiene 0.2 gramos de proteína, 10 .8 gramos de grasa, 10 4 calorías y 0.8 gramos de carbohidratos netos.

Salsa Cremosa De Hierbas

Ingredientes:

- 2 cucharada de jugo de almeja, natural.
- 2 cucharaditas de espesante
- 2 cucharada de cebollino picado
- 1 taza de crema espesa
- 2 cucharada de perejil
- 2 cucharadita de mantequilla, sin sal
- 1/9 cucharadita de pimienta negra
- 2 cucharada de chalota, picada
- 1 cucharadita de sal
- 2 cucharada de albahaca

Instrucciones:

1. Con una cacerola, saltee los chalotes en mantequilla a fuego medio durante un minuto.
2. Agregue el jugo de almeja y deje que se cocine hasta que se reduzca a la mitad.
3. Agregue los ingredientes restantes a excepción del espesante.
4. Una vez que la mezcla hierva, cocine por un minuto y retírelos del fuego.
5. Agregue el espesante y revuelva bien. Dejar reposar durante 5 minutos.

Salsa De Mantequilla Marrón

Ingredientes:
- 2 cucharada de jugo de limón
- 1/9 cucharadita de pimienta negra
- 1 taza de mantequilla, sin sal
- 1 cucharadita de sal

Instrucciones:

1. Coloque una sartén a fuego medio. Agregue la mantequilla y cocine por unos 10 minutos.
2. Una vez que comience a dorarse, retire la mantequilla del fuego.
3. Agregue los ingredientes restantes y revuelva bien.

Salsa Carbonara

Ingredientes:

- 2 cucharadita de ajo, picado
- 1/9 cucharadita de pimienta negra
- ¾ taza de crema espesa
- 6 rebanadas de tocino
- 2 huevos
- 1 taza de queso parmesano, rallado

Instrucciones

1. Coloque la sartén a fuego medio y cocine el tocino hasta que esté crujiente.
2. Transfiera a toallas de papel y pique.
3. Retire la grasa de tocino de la sartén hasta que solo queden 5 cucharadas de sopa.
4. Saltear el ajo por 50 minutos, luego agregar el queso, la crema y la pimienta.
5. Cocine hasta que el queso se derrita.
6. Bate los huevos ligeramente en un tazón y agregue lentamente la mezcla de crema.
7. Una vez combinados, vierta la mezcla en una sartén y reduzca el fuego a bajo.
8. Llevar a fuego lento mientras se revuelve con frecuencia.
9. Una vez espeso, retire del fuego y agregue el tocino.

Salsa De Queso

Ingredientes:

- 1 taza de roquefort o queso azul, desmenuzado
- 1 taza de queso parmesano, rallado
- 2 onzas de queso jarlsburg
- 2 taza de crema espesa
- 1 cucharadita de pimentón

Instrucciones:

1. Verter la crema en una olla y calentar a fuego lento.
2. Añadir el jarlsburg y el queso azul hasta que se derrita.
3. Agregue la paprika y el queso parmesano.
4. Cocine mientras revuelve hasta que esté suave.
5. Sazone con pimienta y sal.

Salsa De Chimichurri

Ingredientes:

- 2 cucharadita de sal kosher, gruesa
- 2 chiles jalapeños, picados
- 4 cucharadas de vinagre de vino tinto
- 6 cucharadas de aceite de oliva, extravirgen
- 2 taza de perejil, picado
- 1 cucharadita de condimento viejo de la bahía
- 4 cucharaditas de ajo picado

Instrucciones:
1. Combine todos los ingredientes en un tazón.

Salsa De Tomate

Ingredientes:

- 2 dientes de ajo, picados
- 2 cucharadita de albahaca seca
- 1 tallo de apio, picado
- 1 taza de aceite de oliva, virgen extra
- 50 oz. tomates triturados
- 2 cebolla blanca, cortada en cubitos

Instrucciones:

1. Con una cacerola, saltee el apio, la cebolla y el ajo en aceite de oliva a fuego medio durante unos 6 minutos
2. Agregue la albahaca y cocine por 100 segundos adicionales.
3. Revuelva con frecuencia.
4. Agrega los tomates. Reduzca el fuego a medio bajo una vez que la mezcla comience a hervir.
5. Cocine suavemente durante unos 50 minutos mientras está parcialmente descubierto. Sazone al gusto.

Cantidad De Porciones

Ingredientes:

- 2 cucharadita de chile en polvo
- 2 cucharada de vinagre de manzana
- 2 cucharadita de comino
- 1 cucharadita de pimienta de Jamaica, molida
- 2 1 taza de salsa de tomate, sin azúcar
- 1/3 cucharadita de ajo en polvo
- 1/9 cucharadita de pimienta de cayena
- ¾ cucharadita de semilla de mostaza amarilla
- 2 cucharada de aceite de oliva, virgen extra
- 1 cucharadita de café seco en polvo
- 1 taza de cebolla, picada
- 2 cucharaditas de edulcorante
- 2 cucharadas de pasta de tomate
- 1/2 cucharadas de salsa inglesa

Instrucciones:

1. Usando una cacerola, saltee la cebolla en aceite de oliva a fuego medio-alto durante unos 4 minutos.
2. Agregue la pasta de tomate, la pimienta de cayena, la mostaza, el chile en polvo, la

pimienta de Jamaica, el comino y el ajo en polvo. Cocinar por un minuto más.

3. Agregue el ketchup, el café, el vinagre, el edulcorante y la salsa Worcestershire.

4. Cocine por unos 8 minutos mientras revuelve ocasionalmente.

Información nutricional: Cada porción contiene 0,4 gramos de proteína, 2 ,6 gramos de grasa, 0,4 gramos de fibra, 42 calorías y 4,8 gramos de carbohidratos netos

Salsa De Soja, Jengibre Y Sésamo

Ingredientes:

- 2 cucharadita de jengibre
- 2 cucharadas de aceite de sésamo
- 2 cucharaditas de edulcorante
- 2 cucharadas de vinagre de arroz.
- 4 cucharadas de salsa de soja tamari
- 1 cucharadita de ajo
- 1 taza de caldo, caldo de pollo o consomé

Instrucciones:

1. Combine todos los ingredientes en un tazón y mezcle bien.

Pimiento Asado Con Remolacha Y Brotes

Ingredientes:

- 2 cucharadita de sal
- 2 taza de betabel rebanado
- 4 tazas de coles de bruselas picadas
- 2 cucharada de aceite de oliva
- 2 cucharada de menta fresca
- 2 4/4 de kilo de carne para asar
- 2 cucharadas mostaza molida gruesa
- 2 cucharada de pimienta negra molida
- 4 cabezas de ajo picado

Preparación:

1. Prepara tu olla de cocción lenta.
2. Sazona la carne con la mostaza, la pimienta, el ajo, la sal antes de ponerla en la olla de cocción lenta.
3. Después, añade los betabeles y las coles.
4. Rocía aceite de oliva y sazona con la menta.
5. Cubre y cocina por 8 horas en cocción lenta o hasta que la carne alcance la cocción deseada.

Información Nutricional:
Calorías 664
Grasas totales 46g, Grasas saturadas 4g
Carbohidratos Neto 4g

Proteínas 60g

Cena Irlandesa De Carne En Lata

Ingredientes:

- 2 tazas zanahorias peladas y rebanadas
- 2 tazas de nabo pelado y rebanado
- 4 tazas de caldo de res
- 1 taza de cerveza oscura
- 2 4/4 de kilo de bistec de carne
- 2 cucharada de especies secas
- 2 cucharadita de semillas de alcaravea molida
- 4 tazas repollo picado

Preparación:

1. Prepara tu olla de cocción lenta.
2. Sazona el bistec con las especies y las semillas de alcaravea antes de añadirla a la olla de cocción lenta.
3. Añade el repollo, las zanahorias, el nabo, el caldo de res y la cerveza.
4. Cubre y cocina por 6 horas en temperatura alta o 8 horas en temperatura baja.

Información Nutricional:
Calorías 264
Grasas totales 8g, Grasas saturadas 2g
Carbohidratos Neto 6g
Proteínas 40g

Trozos De Carne Cajún

Ingredientes:

- 2 cabezas de ajo picado
- 1 taza de chile poblano en cuadros
- 2 taza de tomates en lata
- 2 taza de caldo de res
- 2 cucharadas de sazonador cajún
- 2 cucharada de sal
- 2 cucharadita de pimienta negra
- 2 kilos de carne en trozos
- 2 taza de apio en trozos
- 2 taza de cebolla morada rebanada
- 2 taza de pimiento rojo rebanado

Preparación:

1. Prepara tu olla de cocción lenta.
2. Añade los trozos de carne, seguido del apio, la cebolla, el pimiento, el ajo, el chile poblano y los tomates en lata.
3. Añade el caldo de res y el sazonados cajún, la

sal y la pimienta negra.
4. Cubre y cocina por 4-4 ½ horas a temperatura alta o por 6 horas a temperatura baja.

Arrachera Con Calabaza

Ingredientes:

- 1 taza de cebolla amarilla picada
- 1 de taza albahaca fresca picada
- 2 tazas de calabaza moscada, pelada y en cubos
- 2 tazas de champiñones cremini a la mitad
- 2 cucharadas de Salsa Worcestershire
- 2 cucharada de vinagre balsámico
- 2 taza de caldo de res
- 4 tazas de espinaca fresca desgarrada
- 2 kilo de Arrachera
- 2 cucharadas de aceite de oliva
- 1 taza de tocino ahumado en trozos
- 2 cabezas de ajo picado
- 2 taza de jitomate picado
- 1 de perejil picado

Preparación:

1. Prepara tu olla
2. de cocción lenta.
3. Agrega la carne a la olla de cocción lenta y

rocía aceite de oliva.

4. Añade el tocino, el ajo, los tomates, la cebolla, el perejil, la calabaza, y los champiñones
5. En un recipiente, combina la salsa Worcestershire, el vinagre balsámico, y el caldo de res, añade a la olla de cocción lenta.
6. Cubre y cocina por 8 horas en cocción lenta.
7. Cerca de media hora antes de comer, añade la espinaca y cocina hasta que seque.

Información Nutricional:
Calorías 450
Grasas totales 2 6g, Grasas saturadas 6g
Carbohidratos Neto 2 4g
Proteínas 210 g

Filete Con Especias Y Salsa De Coco

Ingredientes:

- 2 tazas leche de coco sin azúcar
- 1 taza de coco rallado sin azúcar
- 2 cucharada pasta de tomate
- 2 cucharada de jugo de lima
- 4 cucharadas de salsa de soya
- 4 cabezas de ajo picado
- 2 cucharada de jengibre fresco y gratinado
- 2 cucharadita de canela
- 2 cucharadita cilantro
- 2 kilo de filete de flanco, rebanado en tiras
- 2 taza de cebolla morada rebanada
- 4 tazas de ramitos de coliflor
- 2 taza de garbanzos en lata y cocinados
- 2 cucharada aceite de oliva
- 2 tazas de caldo de res

Preparación:

1. Prepara tu olla de cocción lenta.
2. Agrega la carne a la olla de cocción lenta y en capas la cebolla, la coliflor, los garbanzos y el aceite de oliva.
3. En un recipiente, combina el caldo de pollo, la

leche de coco, el coco rallado, la pasta de tomate, jugo de lima, la salsa de soya, ajo, el jengibre, la canela y el cilantro.

4. Mezcla bien y añade a la olla de cocción lenta.
5. Cubre y cocina por 4-4 ½ horas en temperatura alta o 6 horas en temperatura baja.

Información Nutricional:
Calorías 480
Grasas totales 24g, Grasas saturadas 2 6g
Carbohidratos Neto 2 6g
Proteínas 22g

Rollo De Repollo

Ingredientes:

- 2 cabezas de ajo picado
- 2 taza de caldo de res
- 1 de taza de vinagre de manzana en sidra
- 1 de cucharadita de canela
- 2 cucharadita de semillas de alcaravea
- 2 cucharadita de sal
- 2 cucharadita de sal
- 2 kilo de carne de res molida
- 1 taza de tocino ahumado en tozos
- 4 tazas de repollo rebanado
- 2 taza de cebolla amarilla rebanada
- 2 tazas tomates en lata con líquido

Preparación:

1. Prepara tu olla de cocción lenta.
2. Añade la carne, el tocino, el repollo, la cebolla, los tomates y el ajo.
3. En un recipiente, combina el caldo de res, el vinagre, la canela, la alcaravea, la sal y la pimienta negra.
4. Mezcla bien antes de añadir a la olla de cocción lenta.
5. Cubre y cocina por 6-6 ½ horas a temperatura

baja.

Solomillo De Ternera Escalfado Con Verduras De Invierno

Ingredientes:

- 2 kilos de carne de ternera para asar
- 2 cucharada de tomillo fresco
- 4 tazas de caldo de res
- 2 tazas de zanahoria penada y en rebanadas delgadas
- 2 tazas de betabel pelado y en rebanadas
- 2 taza de pastinaca (chirivía) pelada y en rebanadas
- 2 cucharadita de sal
- 2 cucharadita de pimienta negra
- 2 ramita de romero fresco

Preparación:

1. Prepara tu olla de cocción lenta.
2. Añade la carne a la olla de cocción lenta y sazona con la sal, la pimienta negra, el romero y el tomillo.
3. Cubre con el caldo de res y añade las zanahorias, betabel y la pastinaca.

4. Cubre y cocina a temperatura baja por 8-8 ½ horas.

Taco De Carne

Ingredientes:

- 2 cucharada de comino molido
- 2 cucharadita de chile en polvo
- 2 cucharadita de ajo en polvo
- 2 cucharadita de polvo de cayena
- 2 cucharadita de pimienta negra
- 2 cucharadita de sal
- 1 de taza de caldo de res o jugo de tomate
- 1 taza de queso Cotija desmenuzado
- 2 kilo de carne de res molida
- 2 taza de cebolla morada rebanada
- 2 taza de pimiento verde rebanado
- 2 taza de granos de elote fresco
- 2 taza jitomate picado
- 2 taza de hile poblano en cuadros
- 1 taza de aceitunas negras rebanadas

Preparación:

1. Prepara tu olla de cocción lenta.
2. Añade la carne, la cebolla, los pimientos, el elote, el jitomate, el chile poblano y las aceitunas a la olla de cocción lenta.
3. Sazona con comino, chile en polvo, ajo, cayena, la pimienta y la sal.
4. Añade el caldo de pollo o jugo de tomate, cubre y cocina por 6 horas a temperatura baja.
5. Cerca de media hora antes de comer remueve la tapa y añade el queso Cotija.
6. Remplaza la tapa y continúa la cocción.

Filete Suizo Súper Simple

Ingredientes:

- 2 taza de apio picado
- 2 taza de zanahoria picada
- 2 taza de cebolla amarilla en rebanadas
- 2 tazas de jitomate en lata con el líquido
- 3 taza de caldo de res
- 2 cucharadita de estragón
- 2 kilo de sirlón en cubos
- 2 cucharadita de sal
- 2 cucharadita de pimienta negra
- 4 cabezas de ajo picado

Preparación:

1. Prepara tu olla de cocción lenta.
2. Sazona la carne con sal y pimienta, agrégala a la olla de cocción lenta.
3. Añade el ajo, el apio, las zanahorias, la cebolla y los jitomates en lata a la olla de cocción lenta.
4. Cubre con el caldo de res y sazona con el estragón.
5. Cubre y cocina por 4-4 ½ horas a temperatura alta o 6-6 ½ horas a temperatura baja o hasta que la carne tenga la cocción deseada.

Salchicha De Res Y Pimientos

Ingredientes:

- 2 taza de jitomate cherry a la mitad
- 2 taza de caldo de res
- 2 cucharadita de pasta de jitomate
- 1 de taza de albahaca fresca picada
- 2 cucharada de orégano fresco
- 2 cucharadita de sal
- 2 cucharadita de pimienta negra
- 2 kilo de Salchicha cortado en rebanadas
- 2 taza de cebolla amarilla en rebanadas
- 2 taza de pimiento rojo en rebanadas
- 2 tazas de pimiento verde en rebanadas

Preparación:

1. Prepara tu olla de cocción lenta.
2. Añade la salchicha a la olla de cocción lenta, seguida de la cebolla, los pimientos rojos y verdes y los jitomates cherry.
3. En un recipiente combina el caldo de res, la pasta de jitomate, la albahaca, el orégano, la sal y pimienta.
4. Cubre y cocina por 4-4 ½ horas en temperatura alta o 6 horas en temperatura baja.

Lomo De Cerdo Relleno De Hierbas De Jardín

Ingredientes:

- 1 de taza de albahaca fresca picada
- 1 de taza de cebollín picado
- 1 de taza de sabia fresca picada
- 2 tazas de jitomate cherry a la mitad
- 2 taza de espinaca fresca
- 2 taza de caldo de pollo o de vegetales
- 4 kilos de carne de cerdo tierno
- 1 de taza de mostaza molida de piedra
- 4 dientes de ajo picado
- 2 cucharadita de pimienta negra
- 4 cucharadas de mantequilla

Preparación:

1. Prepara tu olla de cocción lenta.
2. Corta el lomo ¾ a lo largo de un lado y ábrelo.
3. En un recipiente, combina la mantequilla, la albahaca, cebollín y la sabia.
4. Mezcla bien y esparce a lo largo del puerco.
5. Dobla nuevamente el puerco, asegúralo con hilo de cocinar, si es necesario.

6. Sazona el puerco con la mostaza, el ajo y la pimienta. Ponlo en la olla de cocción lenta.

7. Añade los tomates, el caldo de pollo o de vegetales.

8. Cubre y cocina por 8-8 ½ horas en temperatura baja.

9. Cerca de media hora antes de comer, abre la tapa y añade la espinaca. Sirve cuando la espinaca luzca seca y la carne este completamente cocida.

Chuleta De Berenjena Simple

Ingredientes:

- 2 berenjena grande
- 1 taza de aceite de oliva extra virgen
- 2 tomates para bistec, cortados en rodajas finas
- 20 onzas de queso mozzarella, fresco y cortado en rodajas finas
- 30 hojas de albahaca, frescas
- 1 taza de queso parmesano rallado
- 1 cdta. de hojuelas de pimiento rojo, trituradas
- 1 taza de harina para todo uso
- 4 huevos grandes
- 2 tazas de pan rallado, seco
- 2 1 cdta. de sal
- 1 cdta. de pimienta negra

Instrucciones:

1. Coloque la harina en un recipiente grande y poco profundo.

2. Luego, rompa los huevos en un recipiente también poco profundo, por separado.

3. Golpee con un tenedor. En un plato, agregue el pan rallado, sal y pimienta negra.

4. Revuelva para combinar.

5. Quitar el tallo de la berenjena y cortar el fondo. Corte la berenjena en rodajas de aproximadamente 4/8 de pulgada de grosor.

6. Se draga cada rodaja de berenjena en la harina, luego se sumerge en los huevos batidos antes de mezclar la mezcla de pan rallado.

7. Colocar en un plato limpio y repetir con el resto de las rodajas de berenjena.

8. Coloque una sartén grande a fuego medio y añada el aceite de oliva.

9. Una vez que el aceite esté brillante, añada las rodajas de berenjena recubiertas.

10. Freír durante 7 minutos o hasta que estén dorados.

11. Voltee y continúe friendo de 1 a 5 minutos. Retire y transfiera a un plato forrado con toallas de papel.

12. Luego, precaliente el horno a 400 grados.

13. Coloque las rodajas de berenjena en una bandeja para hornear grande.

14. Cubra cada rebanada frita con una rebanada de tomate y una rebanada de queso mozzarella.

15. Coloque en el horno para hornear de 5 a 10 minutos o hasta que el queso se derrita.

16. Adorne con las hojas de albahaca, el queso parmesano y las hojuelas de pimiento rojo trituradas.

Primavera Zoodles Con Camarones

Ingredientes:

- 2 libra de camarones, pelados, limpios y sin cola
- Un toque de sal y pimienta negra
- 2 tarro de 24 onzas de salsa de tomate, ajo y cebolla
- 4 calabacines, espiralizados
- Queso parmesano, afeitado y para adornar
- Albahaca, fresca, desgarrada y para adornar
- 2 cdas. de aceite de oliva extra virgen
- 2 pimiento morrón amarillo, cortado en rodajas finas
- 1 libra de espárragos, recortados y cortados en trozos de 2 pulgada
- 1 libra de guisantes azucarados, cortados en rodajas finas

Instrucciones:

1. Coloque una sartén grande a fuego medio y añada el aceite. Una vez que el aceite esté lo suficientemente caliente, agregue los pimientos.

2. Cocine de 10 a 15 minutos, hasta que se ablanden.

3. Añadir los espárragos y los guisantes. Cocine por 4 minutos.

4. Agregue los camarones y sazone con una pizca de sal y pimienta negra.

5. Cocine por 10 minutos o hasta que los camarones estén rosados.

6. Vierta la salsa. Revuelva bien para incorporar.

7. Lleve la salsa a fuego lento antes de agregar el calabacín.

8. Cocine por 10 minutos, o hasta que se ablanden.

9. Retirar del fuego y servir con una guarnición de queso parmesano y albahaca desgarrada.

Sándwich De Desayuno De Tocino

Tiempo total de preparación: 46 minutos

Ingredientes:

- Un toque de sal y pimienta negra

- 1 de un aguacate, fresco y triturado

- 2 rebanadas de queso cheddar, en rodajas finas

- Salsa picante, para lloviznar

- 20 rebanadas de tocino, cortadas por la mitad

- Spray de cocina

- 4 huevos grandes

Instrucciones:

1. Primero, precaliente el horno a 500 grados F.

2. Mientras el horno se precalienta, use una bandeja para hornear grande y coloque 7 rebanadas de tocino una al lado de la otra.

3. Tejer tres rebanadas más de tocino entre estas

rebanadas para hacer un"sándwich" plano.

4. Repita con el tocino restante.

5. Coloque en el horno para hornear durante 30 minutos o hasta que el tocino esté crujiente.

6. Retire y transfiera a un plato forrado con toallas de papel para escurrir.

7. Coloque una sartén mediana a fuego medio. Engrase la sartén con rocío de cocina.

8. Rocíe el interior de un frasco pequeño con rocío de cocina y colóquelo directamente en la sartén.

9. Rompa un huevo en el tarro y sazone con una pizca de sal y pimienta negra.

10. Cocine por 7 minutos o hasta que las claras de los huevos estén listas. Sacar del frasco.

11. Prepare los sándwiches: cubra cada tejido de tocino con el puré de aguacate, una rebanada de queso cheddar, huevo y salsa picante.

12. Rellene con el resto del tejido de tocino. Servir inmediatamente.

Huevos Revueltos Con Chile Verde

Ingredientes

- 2 onzas de queso cheddar, desmenuzado
- 2 cucharada de salsa de chile verde
- 2 cucharada de crema agria
- 2 cucharada de mantequilla
- 4 huevos
- Sal, al gusto

Instrucciones

1. Calienta la mantequilla en una cacerola antiadherente pequeña a fuego medio-alto.
2. Tan pronto como se derrita la mantequilla, agrega los huevos a la cacerola.
3. Espolvorea con la sal y luego agrega el queso.
4. Cocina los huevos, revolviendo constantemente hasta que estén listos a tu gusto. Retira los huevos, sirve un plato.
5. Sirve con la salsa y la crema agria.

Huevos Revueltos Con Queso Feta

Ingredientes

- 2 cucharadita de agua
- 150 g queso feta, desmenuzado
- Sal y pimienta al gusto
- 35 g mantequilla
- 4 huevos

Instrucciones

1. Calienta la mantequilla en una cacerola a fuego medio-alto. Bate los huevos y el agua juntos, luego vierte sobre la cacerola.
2. Agrega el queso feta y cocina, revolviendo constantemente para que estén revueltos suaves.
3. Condimenta con sal y pimienta, de ser necesario.

Quiche Espinaca

Ingredientes

Cebolla pequeña, picada, 2 1 onzas
6 huevos, batidos
1 cucharadita de sal
1/9 cucharadita de pimienta
25 onzas de queso muenster, desmenuzado
2 cucharada de mantequilla
2 0 onzas de espinaca congelada, descongelada y escurrida bien

Instrucciones

1. Saltea la cebolla en la mantequilla hasta dejarla tierna. Agrega la espinaca y cocina hasta que toda la humedad se haya evaporado.
2. Coloca el queso en el molde de hornear engrasado de 10 -2 0". Agrega la mezcla de espinacas y mezcla gentilmente en el queso.
3. Bata la sal y la pimienta en los huevos; vierte uniformemente sobre el queso y combina todos los ingredientes.
4. Hornera a 490º por 50 minutos hasta que esté listo.

Huevos Revueltos Suizos

Ingredientes

2 onza de queso suizo
Sal y pimienta al gusto
2 huevos

Instrucciones

1. Derrite una cucharada de mantequilla en una cacerola antiadherente.
2. Agrega los huevos a la cacerola, revuelve suavemente.
3. Condimenta al gusto con sal y pimienta.
4. Inmediatamente vierte 2 onza de queso suizo. Revuelve y cocina hasta que esté al gusto deseado.

Huevos Revueltos Con Pimientos Rojos Asados Y Aguacate

Ingredientes

1 pequeño aguacate, picado grueso, alrededor de 2 1 onzas
Sal al gusto
1 cucharadas de mantequilla
2 huevos
1 pimientos rojos asados, alrededor de 2 1 onzas

Instrucciones

1. En una cacerola pequeñaantiadherente, calienta la mantequilla a fuego medio.
2. Agrega los huevos a la cacerola y rompe las yemas con una cuchara; espolvorea con un poco de sal.
3. Revuelva la mezcla y continúe agitando hasta que los huevos comiencen a estar listos.
4. Agrega rápidamente los pimientos y el aguacate.
5. Cocina y revuelva hasta que los huevos estén a tu gusto. Ajusta la sazón de ser necesario.

Empanadas Bajas En Carbohidratos

Ingredientes

- 2 huevos grandes
- 2 paquete de Pan Lavash (pan pita) Reducido en carbohidratos Joseph´s
- 1 taza de queso cheddar rallado

Preparación

1. Revuelva los huevos y sazone con sus condimentos favoritos.
2. Para hacer 7 piezas de igual tamaño, corte estas en dos mitades y luego una segunda vez.
3. Las piezas deben ser de aproximadamente 2x4 pulgadas.
4. Ahora coloque una pizca de los huevos revueltos y una pizca de queso cheddar para cada una de las piezas, y luego doble el pan Lavash sobre el queso cheddar y los huevos.
5. Use un tenedor para presionar hacia abajo los lados para cerrarlo
6. . Ahora fríe los pasteles en aceite, como el aceite de coco, durante unos 40 segundos de cada lado a fuego medio.
7. Refrigere las sobras para más tarde.

Huevos Mediterráneos

Ingredientes

- 2 cucharada de mantequilla
- 2 1 Cebolla amarilla grande, cortada en rodajas
- Rollos de chapata, si lo desea
- Perejil, finamente picado
- Sal Kosher, de grano grueso
- Pimienta negra, recién molida
- 4 onzas de queso feta, desmenuzado
- 6-8 huevos grandes
- ⅓ taza de tomates cortados en juliana, secados al sol
- 2 diente de ajo, picado
- 2 cucharada de aceite de oliva extra virgen

Preparación

1. Caliente la mantequilla en una sartén de acero inoxidable a fuego medio.
2. Una vez que la mantequilla se haya derretido, añada las cebollas y revuelva, y luego colóquelas en una capa uniforme.
3. Baje el fuego para que las cebollas se cocinen por aproximadamente 2-2 ½ hora hasta que estén suaves y doradas. Recuerde remover

cada 40 minutos.

4. Agregue los tomates secados al sol y el ajo y cocine durante 30 minutos mientras revuelve.

5. Cocine hasta que esté se sienta el aroma.

6. Transfiera esta mezcla a un recipiente y refrigere hasta que quiera comer.

7. Para cocinar los huevos mediterráneos, coloque la mezcla en una sartén en una capa uniforme.

8. Rompa los huevos encima, espolvoree con sal, pimienta y queso feta desmenuzado.

9. Use una tapa adecuada para cubrir la sartén y cocine por 50 minutos.

10. Controle de cerca el huevo en los últimos 5 minutos moviendo la sartén para ver si la yema está lista.

11. Cocine hasta que la yema no se mueva.

12. Retire de la sartén y guarde hasta que esté listo para servir.

13. Para servir, espolvoree con perejil picado y sirva en rollos de chapata crujientes.

Huevos Al Horno Y Espárragos

Ingredientes

- 4 cucharadas de harina de almendras
- 8 huevos grandes (enteros)
- 1 taza de crema espesa
- 30 ramitas de espárragos pequeños
- 1 cucharadita de pimienta negra
- 1 cucharadita de ajo
- 2 cucharadas de queso parmesano

Preparación

1. Precaliente el horno a 400 °F.
2. Engrase una cacerola para horno y colóquela a un lado.
3. Hierva los espárragos hasta que estén tiernos y crujientes, le tomará aproximadamente 2 minutos.
4. Una vez crujientes, escúrralos y deje correr agua fría sobre ellos.
5. Seque los espárragos con palmaditas y luego colóquelos alineados en la bandeja para hornear engrasada.
6. Vierta la crema y rompa los huevos sobre los espárragos.
7. Mezcle la pimienta negra, el ajo, el queso

parmesano y la harina de almendras en un tazón pequeño.

8. Espolvoree la mezcla sobre los huevos e introduzca la bandeja en el horno.

9. Cocine durante unos 2 0 minutos hasta que la yema esté firme, la crema se hinche sobre los bordes de los huevos y la cobertura se vuelve fragante y de color marrón dorado.

10. Divida en dos y guarde en recipientes herméticos en la nevera hasta que estén listos para comer.

Burrito De Desayuno

Ingredientes

- 2 oz. de queso cheddar
- 4 Huevos
- 4 cucharadas de MildChunky Salsa (salsa de tomate natural preparada)
- 2 tortillas bajas en carbohidratos

Preparación

1. Primero revuelva los huevos y luego espolvoree con queso rallado por encima mientras aún está caliente.
2. Dore las dos caras de las tortillas y déjelas enfriar.
3. Ponga el queso y los huevos en el centro de la tortilla y envuélvala bien apretada, luego colóquela en la sartén y dore los lados.
4. Dore la parte inferior y superior de la tortilla. Retire y transfiera a un recipiente hermético y guárdelo en la nevera.
5. Cuando quiera comer, sirva con MildChunky Salsa.

Panqueques De Almendra Con Arándanos

Ingredientes

- 1 cucharadita de polvo de hornear
- 1 taza de harina de soya seca, de grano entero
- 4 huevos
- 1 taza de harina de almendra blanqueada
- 2 taza de arándanos frescos
- 8 cucharadas de VanillaWheyProtein (proteína de vainilla en polvo)
- 2 oz. de requesón cremoso

Preparación

1. Mezclar el polvo de hornear, la harina de soja, la proteína en polvo y la harina de almendras.
2. Agregue el requesón y los huevos batidos y continúe removiendo para mezclar.
3. Caliente una sartén antiadherente grande a fuego medio y use aceite de canola o mantequilla para engrasar ligeramente.
4. Vierta la masa sobre la sartén, usando alrededor de 1 de taza por cada panqueque.
5. Después de que las burbujas comiencen a formarse en cada uno de los panqueques, voltee y luego cocine el otro lado hasta que estén firmes. Esto debe hacerse en unos 5

minutos.

6. Guarde los panqueques en un recipiente y sírvalos con los arándanos cuando quiera comerlos.

Chuletas De Cordero A La Parrilla Y Chimichurri

Ingredientes

- 2 cucharaditas de chalotas, picadas
- 25 cucharadas de vinagre blanco
- 2 cucharadas de caldo de pollo bajo en sodio
- 40 cucharadas de aceite de oliva extra virgen
- 1 taza de perejil fresco de hoja plana
- 25 tazas de menta fresca
- Spray de cocina
- 8 (5 oz.) chuletas de lomo de cordero, recortadas
- 1 cucharadita de pimienta negra recién molida
- ½ cucharadita de sal Kosher, dividida
- 2 dientes de ajo, picados
- 1/9 cucharadita de pimiento rojo, machacado

Preparación

1. En un procesador de alimentos, mezcle 1 cucharadita de pimienta, 1 cucharadita de sal, pimienta roja, chalotas, vinagre, caldo, aceite, perejil y menta.
2. Procese los ingredientes hasta que estén completamente incorporados.
3. Sazone las chuletas de cordero con el resto de sal y pimienta por ambos lados.

4. Caliente una sartén a fuego medio y luego use aerosol para cocinar para cubrir la sartén.
5. Añadir el cordero a la sartén y cocinar durante 10 minutos por ambos lados durante unos 6 minutos cada uno.
6. Guarde las chuletas de cordero y la salsa en recipientes separados.

Albóndigas De Cerdo

Rinde 50 porciones

Ingredientes

- 2 cucharada de salsa de soya sin sodio
- 2 cucharada de Salsa Sriracha de chile
- 1 de taza de pan rallado Panko Crispy
- 2 lb. de carne de cerdo molida
- 2 cucharada de caldo de res
- 1 cucharadita de sal
- 2 huevo grande, ligeramente batido

Preparación

1. Precaliente el horno a aproximadamente 490 grados F. Use un papel aluminio para cubrir una bandeja para hornear y luego rocíela con aceite en aerosol.
2. Mezcle la carne de cerdo molida, el caldo de res, la sal, el huevo ligeramente batido, la salsa de soya sin sodio, la salsa Sriracha de chile y las migas de pan crujientes en un tazón para mezclar.
3. Forme con la mezcla 100 bolitas de una pulgada aproximadamente y colóquelas en una sartén.
4. Hornee las albóndigas durante unos 55 minutos.
5. Para saber si las albóndigas están listas, no

deben estar rosadas en el centro.

6. Congele las albóndigas hasta que estén listas para usarlas.

Albóndigas Rellenas De Queso Crema

Ingredientes

- 4 cucharadas de tomates finamente picados y 2 huevo ligeramente batido
- Sal y pimienta al gusto
- 900 g de carne de cerdo molida
- 2 diente de ajo machacado
- 2 cebolla tierna finamente rebanada
- 2 cucharadas de romero, tomillo, orégano y salvia
- Para rellenar
- 450 g de queso crema, cortado en cubitos
- secados al sol
- 2 rebanadas de tocino finamente picado

Preparación

1. Para hacer las albóndigas, coloque los ingredientes en un recipiente para mezclar y luego combine con las manos.
2. Saque una cucharada de albóndigas del tamaño de una bola de golf con una cucharada de postre.
3. Exprima la mezcla para formar una bola y luego aplane la bola en un círculo.
4. Para hacer el relleno, coloque un cubo de

queso crema, en la albóndiga, en el centro.

5. Cierre la mezcla de albóndigas alrededor del queso y coloque las bolitas rellenas de queso crema en una bandeja para hornear engrasada.

6. Repita hasta que haya utilizado toda la mezcla y luego rocíe con aceite de oliva en aerosol para cocinar.

7. Esto ayuda a hacerlos crujientes y dorados correctamente.

8. Hornee a 500 grados F hasta que se doren, aproximadamente de 30 a 20 minutos.

Muslos De Pollo Y Coles De Bruselas

Ingredientes

- 2 cucharada de aceite de coco
- 2 tallo de col de Bruselas, sin tallo y picado
- 2 muslos de pollo enteros, con piel y hueso
- Queso parmesano para adornar
- 1 taza de caldo de pollo
- Jugo de 2 limón
- 2 cucharada de aceite de oliva, para germinados
- Sal y pimienta
- Ajo granulado

Preparación

1. 2 . Precaliente el horno a 450 grados Fahrenheit mientras prepara y despalilla las coles de Bruselas.
2. Mezcle las coles de Bruselas con el aceite de oliva y sazone con ajo granulado, sal y pimienta.
3. Lave las patas de pollo y séquelas con palmaditas; luego sazone el pollo con ajo granulado, sal y pimienta. Déjalo a un lado.
4. Caliente el aceite de coco en una plancha de hierro fundido, hasta que una gota de agua

agregada al aceite produzca un sonido de silbido y chisporroteo.

5. Agregue los muslos de pollo a la sartén boca abajo y déjela reposar de 10   minutos para que queden crujientes. No los mueva antes de que estén crujiente.

6. Una vez hecho esto, voltee el muslo de pollo y luego deje que el otro lado también quede crujiente.

7. Esperar un rato y luego añada las coles de Bruselas a la sartén junto con el zumo de limón y el caldo de pollo, y remueva.

8. Ponga el contenido de la sartén en una bolsa Ziploc hasta que quiera comer.

9. Coloque la sartén en el horno para hornear hasta que los jugos corran claros y el pollo esté bien cocido.

10. Esto debería llevar unos 50 minutos.

11. 10 . Adorne con queso fresco recién rallado y sirva.

Quiche De Salmón

Ingredientes

- 700 gr. de filete de salmón, cortado en dados o en cubos
- 2 cucharadita de eneldo seco
- Una pizca de sal y pimienta
- 500 ml de leche o nata entera
- 500 g de queso crema cortado en cubitos
- 8 huevos

Preparación

1. Bata los huevos y sazone con pimienta y sal.
2. Añada la leche y mezcle.
3. Añada el queso crema y el salmón cortado en dados y mezcle suavemente con un tenedor.
4. Vierta la mezcla en un plato engrasado.
5. Mueva los trozos de pescado para distribuirlos uniformemente.
6. Hornee el contenido a 490 grados F durante unos 50 minutos.
7. Si es necesario, haga la mezcla de huevo y colóquela en un envase, luego agregue los trozos de salmón de manera uniforme para evitar que se aglutinen.
8. Sirva y almacene las sobras en contenedores herméticos y refrigere.

Albóndigas De Tomate Y Queso Feta

Ingredientes

- 1 cucharadita de tomillo seco o 2 cucharada de hojas de tomillo fresco
- 2 cucharadas de tomates secos, picados
- 1 taza de queso feta desmenuzado
- 2 lb. de pavo molido
- Aceite de oliva para freír
- 2 cucharadas de agua
- 1 taza de harina de almendras
- 1 cucharadita de ajo en polvo
- 2 huevo

Preparación

1. 2 . En un recipiente mediano, mezcle el agua, la harina de almendras, el ajo en polvo, el huevo, el tomillo, los tomates y el pavo molido.
2. De esta mezcla, haga unas albóndigas de 50 pulgadas y fríalas en aceite de oliva, en una sartén grande para saltear.
3. Cocine las albóndigas durante unos 5 minutos, y luego voltéelas.
4. Cocine de nuevo por 10 minutos hasta que los

exteriores se doren y estén bien cocidos.

5. Retire de la sartén y transfiera a un plato forrado con toalla de papel para absorber el aceite extra.

6. Una vez hecho esto, puede refrigerar hasta que esté listo para servir.

7. Puede comer las albóndigas por su cuenta o servirlas con espaguetis de calabaza y verduras para hacer una comida completa.

Pastel De Carne Y Patatas Bajo En Carbohidratos

Ingredientes

- 2 dientes de ajo machacados
- 600 g de carne molida de cordero o ternera
- 2 cebolla roja cortada en cubitos
- Aceite de oliva extra virgen
- 4 zanahorias ralladas/trozados
- 60 ml de caldo de res
- 400 g de tomates picados en lata o en conserva

Cubierta de puré de coliflor

- 100 ml de nata espesa
- 2 coliflor pequeña cortada en trozos
- 100 g de mantequilla
- 100 g de queso rallado o trozado
- Sal y pimienta al gusto

Preparación

1. Caliente el aceite de oliva en una cacerola y fría el ajo y la cebolla roja hasta que estén cocidos. No dore los Ingredientes.
2. Agregue la carne molida y revuelva hasta que la mezcla esté dorada y cocida.

3. Ahora agregue el caldo de res, las zanahorias ralladas y los tomates picados y mezcle.

4. Baje el fuego y déjelo hervir a fuego lento durante unos 40 minutos, sin tapar mientras prepara la cobertura de coliflor. Permita que el líquido se evapore para que la carne se espese.

Cubierta de coliflor

1. Hierva la coliflor durante unos 40 minutos, o hasta que esté blanda.

2. Escurrir y dejar escapar todo el vapor, ya que el exceso de agua en la cacerola puede hacer que el puré sea "aguado".

3. Añada la nata, la pimienta, la sal y la mantequilla.

4. Haga puré de la mezcla con una batidora de palos que tenga una cuchilla adjunta.

5. Para preparar la comida, coloque el pastel en el fondo de una cazuela grande y cúbrala con el puré de coliflor.

6. Espolvoree con queso rallado o trozado.

7. Coloque el plato en una bandeja para hornear sobre cualquier líquido que pueda burbujear.

8. Hornee a 500 grados F hasta que el queso esté dorado, digamos que durante unos 30 minutos.

9. Manténgalo refrigerado o guárdelo en un recipiente de vidrio hermético hasta que esté listo para servir.

Pastel De Carne Bajo En Carbohidratos

Ingredientes

- Puñado de perejil fresco, picado
- 2 huevos ligeramente batidos
- 860 g de carne de cerdo molida
- 860g de carne molida
- 2 dientes de ajo machacados
- 2 cebolleta cortada en rodajas
- Sal y pimienta al gusto
- queso rallado, opcional
- 6 rebanadas de tocino para cubrir el pastel de carne
- Verduras cortadas en dados, ralladas o desmenuzadas
- 2 cucharaditas de orégano seco
- 2 cucharadas de tomates secados al sol, picados
- 2 rebanadas de tocino, cortado en dados
- Albahaca fresca, picada a mano

Preparación

1. Engrase y cubra una bandeja para hornear y coloque a un lado.
2. Agregue todos los ingredientes a un recipiente para mezclar y luego mezcle con las manos

para incorporarlos completamente.

3. Haga un pastel de carne grande y colóquelo en la bandeja de hornear preparada.

4. Cubra con rodajas de tocino y espolvoree con queso si lo desea.

5. Hornee a 490 grados F hasta que esté bien cocido en el centro, digamos unos 60 minutos más o menos.

6. Almacene en un recipiente hermético hasta que esté listo para comer.

Cocido De Bulgur

Rinde 6 porciones

Ingredientes

- 2 cucharada de cáscara de limón, finamente rallada
- 1 taza de menta o cilantro fresco, picado
- 1 cucharadita de sal
- 2 cucharada de jengibre fresco rallado
- 2 cucharada de aceite de canola
- 2 chile jalapeño mediano, cortado en rodajas
- 2 1 tazas de agua
- 4/4 taza de bulgur, enjuagado y escurrido
- Aceite antiadherente en aerosol
- Trozos de limón, opcional

Preparación

1. Con el espray para cocinar, cubra ligeramente la olla de cocción lenta y luego agregue el bulgur, la sal, el jengibre, el aceite, el jalapeño en rodajas y el agua.
2. Cocine la mezcla a fuego lento durante aproximadamente 2 hora y luego añada la cáscara de limón y la menta.
3. Servir el bulgur a temperatura ambiente y decorar con trozos de limón y rodajas de jalapeño. Guarde las sobras.

Pasteles De Pescado Al Estilo Tailandés

Ingredientes

- 2 cucharadas de salsa de pescado
- 1 taza de harina de maíz
- 1 taza de hojas de cilantro fresco
- 800 g de filetes de pescado blanco firme, cortados en trozos grandes
- Salsa de chile dulce, extra
- Trozos de lima, para servir
- 1 taza de aceite vegetal
- 100 g de judías verdes, picadas finamente
- 4 chalotes verdes, finamente picados
- 2 huevo, ligeramente batido
- 2 cucharadas de salsa de chile dulce

Para la ensalada de hierbas y cacahuetes

- 2 cucharadas de maní tostado, picado
- 1 taza de hojas de cilantro fresco
- 60g de mezcla para ensalada asiática
- 2 cucharaditas de jugo de limón fresco
- 2 cucharadas de aceite de oliva

Preparación

1. Coloque los filetes de pescado blanco en un

procesador de alimentos y procese hasta que estén suaves.

2. Agregue el huevo, la salsa de chile dulce, la salsa de pescado, la harina de maíz y el cilantro, y continúe procesando hasta que estén completamente combinados.

3. Vierta la mezcla en un recipiente más grande y luego agregue los frijoles y la chalota, y revuelva para combinar.

4. Caliente un poco de aceite en una sartén a fuego medio y luego coloque 4 aros de huevo en la sartén caliente.

5. Subdivida la mezcla de pescado en ocho porciones, y presione una porción en cada anillo de huevo.

6. Cocine la mezcla durante unos 10 minutos por cada lado o hasta que esté dorada.

7. Transfiera los pasteles de pescado a un plato con una toalla de papel y haga lo mismo con la mezcla restante.

8. Puede congelar los pasteles de pescado hasta cuando quiera comerlos.

9. 10 . Cuando quiera servir, prepare la ensalada combinando el jugo de limón, el aceite, los cacahuetes, el cilantro y la ensalada asiática en un tazón grande.

10. 2 0. Divida la ensalada y los pasteles de pescado entre los platos para servir y luego agréguele la salsa de chile dulce extra y las rodajas de limón.

Parmesano Al Horno

Ingredientes

- Opcional: amapola y/o semillas de sésamo
- 30 cucharadas colmadas de parmesano rallado

Preparación

1. 2 . Precaliente el horno a unos 500 grados F.
2. Mientras tanto, coloque una bandeja para hornear en una bandeja.
3. Escoja un cortador de galletas grande que tenga una forma circular simple, pero sin fondo.
4. Presione el cortador en la hoja y distribuya una cucharada colmada de queso parmesano en el cortador de la manera más uniforme posible.
5. Use sus dedos para presionar el queso y asegúrese de que se extienda regularmente.
6. Levante su cortadora y continúe con este proceso para obtener el número de galletas que desea.
7. Hornee las galletas durante unos 40 minutos, hasta que el queso empiece a derretirse.
8. Como el parmesano puede empezar a arder en unos segundos, preste mucha atención.
9. Al servir, se puede incorporar un poco de

semillas de sésamo o amapola para mejorar el sabor.

10. El parmesano horneado se congela muy bien.

Patatas Fritas De Calabacín

Ingredientes

- 2 cucharadita de sal marina
- 2 huevo
- 2 taza de harina de almendras
- 2 calabacín grande, cortado en anillos
- 2 cucharadita de tomillo
- 1 cucharadita de pimienta negra molida
- 2 cucharadita de ajo en polvo

Preparación

1. 2 . Precaliente el horno a 490 grados F y luego coloque una rejilla en el centro del horno.
2. Use papel de pergamino para forrar una bandeja para hornear y déjela a un lado.
3. Batir ligeramente el huevo en un tazón pequeño y luego mezclar la pimienta negra, el tomillo, el ajo en polvo, la sal y la harina de almendras en un tazón separado.
4. Ahora inserte las rodajas de calabacín en el huevo y deje que el exceso se caiga, y luego colóquela en el tazón de mezcla de harina de almendras y cúbrala.
5. Coloque las rebanadas de calabacín recubiertas en la bandeja para hornear forrada.
6. Hornee durante unos 10 minutos por cada lado. Guarde las patatas fritas en una bolsa

Ziploc y guárdelas en el refrigerador.

7. Puede servirlas con cualquier salsa baja en carbohidratos que desee.

Queso Cheddar Frito

Ingredientes

- 2 cucharaditas de linaza molida
- 2 huevos
- 4 rebanadas de queso cheddar de 60 gramos cada una
- Sal y pimienta al gusto
- 2 cucharadas de aceite de oliva
- 2 cucharaditas de nueces de cáñamo
- 2 cucharaditas de harina de almendras

Preparación

1. Caliente una cucharada de aceite de oliva en una sartén a fuego medio.
2. Mientras tanto, bata el huevo, la pimienta y la sal en un recipiente aparte.
3. Mezcle la harina de almendras con la semilla de linaza molida y las nueces de cáñamo.
4. Use la mezcla de huevo para cubrir las rebanadas de queso cheddar, y luego con la mezcla de nueces de cáñamo.
5. Fría las lonchas de queso durante unos 10 minutos por cada lado.
6. Almacene hasta que esté listo para comer, y sírvalo mientras esté caliente.

Cocorayado

Ingredientes

- 2 cucharadas de coco para untar
- 2 cucharadas de hojuelas de coco sin azúcar
- 2 cucharaditas de jarabe de vainilla
- 2 cucharadas de crema batida espesa
- 2 oz. de queso crema

Preparación

1. Tueste ligeramente las hojuelas de coco y luego agregue la manteca de coco/mantequilla, calentando la mezcla durante unos 100 segundos.
2. Agregue y remueva en un cubo el queso crema y cocine en el microondas durante unos 50 segundos.
3. Luego, continúe removiendo para obtener una mezcla suave y aireada.
4. Agregue el jarabe de vainilla y la crema batida, y revuelva para mezclar completamente.
5. Manténgalo en la nevera o en el congelador para que se endurezca.
6. Sirva esto como un postre batido después de que se haya enfriado.
7. También puede guardarlo en la nevera hasta que esté listo para comer.

Queso Ricotta Con Vainilla

Ingredientes

- 2 cucharadas de crema fresca
- 2 sobres de aromatizante de vainilla
- 500 g de queso Ricotta, 5% de grasa
- 2 cucharadas de Crèmefraîche
- 2 sobres de aromatizante de vainilla
- 500 g de queso Ricotta, 5% de grasa

Preparación

1. Mezcle la crema fresca con el queso Ricotta y añada el sobre de vainilla.
2. Si desea hacer su sabor casero de vainilla, simplemente raspe la pulpa de la vaina de vainilla y luego mézclela con un poco de edulcorante líquido.
3. Refrigere hasta que esté listo para comer.

Bayas Con Ganache De Chocolate

Ingredientes

- 8 onzas de chispas de chocolate, sin azúcar
- 1 taza de crema espesa
- 1 cucharadita de extracto de vainilla
- 8 oz. de fresas
- 2 tazas de frambuesas rojas
- 2 tazas de arándanos frescos

Preparación

1. Mezcle las frutas y colóquelas en tazones de postre.
2. Caliente la nata y el chocolate a fuego lento hasta que se derritan, o alternativamente en el microondas durante unos 100 segundos.
3. Agregue la vainilla y revuelva para obtener una consistencia suave.
4. Deje enfriar un poco y vierta el chocolate sobre las frutas y sirva; este postre se congela bien.

Tazas De Pastel De Queso

Ingredientes

- 1 taza de xilitol
- 2 2 oz. de queso crema
- 2 huevos grandes
- 2 cucharadita de extracto de vainilla

Preparación

1. Precaliente el horno a unos 490 grados F.
2. Use un rocío de cocina antiadherente para cubrir un molde de 25 cavidades para muffins.
3. Mezcle el xilitol y el queso crema con una batidora hasta que quede cremoso.
4. Ahora agregue los huevos y el extracto de vainilla uno a la vez y mézclelos.
5. Agregue en proporciones iguales en el molde de 40 cavidades de muffin.
6. Hornee durante unos 55 minutos y luego deje que se enfríe.
7. Refrigere los muffins en bolsas Ziploc hasta que estén listas para servir.
8. Cuando sirva, llene el pastel con bayas mixtas y cubra con cobertura batida.

Pastel De Chocolate

Ingredientes

- 5 oz. de chocolate negro
- 2 taza de leche de almendras con chocolate, sin azúcar
- 4 cucharadas de proteína de chocolate en polvo
- 4 cucharadas de cacao en polvo sin azúcar
- 1 cucharadita de polvo de hornear
- 4 cucharaditas de edulcorante a base de sucralosa
- 2 tazas de claras de huevo líquidas

Preparación

1. En un recipiente, mezcle el polvo de hornear, el edulcorante, las claras de huevo, el chocolate negro, la leche de almendras, las proteínas en polvo y el cacao en polvo.
2. Vierta la masa en un molde y hornee en un horno precalentado a 495 grados F durante unos 45 minutos.
3. Sirva o guarde para merendar unos días después.

Ensalada De Pollo Caprese

Ingredientes:

- Un toque de sal y pimienta negra
- 2 pechugas de pollo de 8 onzas, sin piel y sin espinas
- 4 tazas de lechuga romana, fresca y desmenuzada
- 8 onzas de bolas de mozzarella, frescas y escurridas
- 50 onzas de tomates cherry, cortados en mitades
- Queso parmesano, rallado y para adornar
- 2 dientes de ajo
- 2 tazas de hojas de albahaca, extra para adornar
- 2 cdas. de vinagre de vino blanco
- 5 cucharadas de aceite de oliva extra virgen, divididas

Instrucciones:

1. Primero, haga el aderezo: agregue el ajo, las hojas de albahaca y el vinagre en una licuadora. Mezclar en el ajuste más alto.

2. Mientras la licuadora está funcionando, rocíe con 1 de taza de aceite de oliva y continúe mezclando hasta que esté completamente incorporada.

3. Sazonar el aderezo con sal y pimienta negra.

4. Deje a un lado.

5. Unte 2 cucharada de aceite de oliva sobre las pechugas de pollo.

6. Sazone con una pizca de sal y pimienta negra.

7. Coloque una sartén grande a fuego medio-alto.

8. Engrasar con el resto de la cucharada de aceite de oliva.

9. Agregue las pechugas de pollo una vez que el aceite esté lo suficientemente caliente.

10. Cueza por ambos lados durante 5 minutos.

11. Reduzca el fuego a bajo y cubra.

12. Continúe cocinando el pollo de 30 minutos, hasta que esté completamente cocido.

13. Coloque el pollo cocido en una tabla de cortar grande. Deje reposar durante 10 minutos antes de cortar en tiras finas.

14. Añada la lechuga romana rallada en un recipiente grande.

15. Cubra con las bolas de mozzarella, las mitades de tomate cherry y las tiras de pollo cocido.

16. Rocíe el aderezo sobre la parte superior y revuelva para cubrirlo.

17. Servir inmediatamente con una guarnición de albahaca y queso parmesano rallado.

Calabacín Con Queso Festoneado

Ingredientes:

- 1 taza de queso parmesano rallado
- Un toque de sal y pimienta negra
- Una pizca de nuez moscada, molida
- 4 calabacines, rebanados en monedas de 1 pulgada
- 2 cdtas. de tomillo, fresco y picado en trozos grandes
- Perejil fresco, picado y para adornar
- 2 cdas. de mantequilla, más extra para engrasar
- 2 dientes de ajo, picados
- 2 cdas. de harina para todo uso
- 2 1 taza de leche entera
- 2 1 taza de queso gruyere, rallado y dividido en partes iguales

Instrucciones:

1. Primero, caliente el horno a 490 grados F. Mientras el horno se calienta, engrase una cacerola grande y déjela a un lado.
2. Coloque una sartén grande a fuego medio y añada la mantequilla.
3. Una vez derretida la mantequilla, añadir el ajo. Cocine por 5 minuto, o hasta que esté fragante.
4. Añadir la harina y seguir cocinando durante un minuto más o hasta que la harina esté dorada.
5. Añadir la leche y llevar esta mezcla a fuego lento.
6. Deje hervir y deje hervir durante 5 minuto, hasta que la mezcla esté espesa.
7. Retirar del fuego y añadir la mitad del queso gruyere y el queso parmesano.
8. Revuelva hasta que el queso esté completamente derretido.
9. Sazone con una pizca de sal, pimienta negra y nuez moscada.
10. Añadir una capa de las rodajas de calabacín en la cazuela.
11. Sazone con una pizca de sal y pimienta negra. Vierta 1 de la mezcla de crema sobre las rodajas de calabacín.
12. Espolvoree el queso gruyere restante por encima. Espolvorear el tomillo sobre el queso.
13. Repita las capas dos veces más.
14. Coloque en el horno para hornear durante 40 minutos, o hasta que se doren por encima.
15. Retirar y servir con una guarnición de perejil.

Pizza Con Corteza De Pollo Bbq

Ingredientes:

- 1 taza de salsa barbacoa

- 2 taza de gouda, rallado

- 1 taza de cebolla roja, cortada en rodajas finas

- 2 cdas. de cebollas verdes, frescas y cortadas en rodajas finas

- Aderezo ranchero, para lloviznar

- 2 libra de pollo, magro y molido

- 30 tazas de queso mozzarella, rallado

- 2 cdta. de ajo en polvo

- Un toque de sal y pimienta negra

Instrucciones:

1. Primero, precaliente el horno a 500 grados F. Mientras el horno se calienta, cubra una bandeja para hornear grande con una hoja de papel de pergamino.

2. Luego, use un tazón grande y agregue el pollo, 2 taza de queso mozzarella y ajo en polvo.

3. Sazone con una pizca de sal y pimienta negra. Revuelva bien.

4. Engrase la bandeja para hornear con roceador de cocina y añada la mezcla de pollo.

5. Formar la mezcla en una masa de pizza redonda.

6. Coloque en el horno para hornear durante 30 minutos o hasta que el pollo esté completamente cocido y dorado.

7. Retirar y reservar. Precalentar el horno para asar.

8. Extender una capa fina de salsa barbacoa sobre la masa de la pizza.

9. Rellene con el resto de la taza de queso mozzarella y el gouda.

10. A continuación, cubra con las cebollas rojas y verdes cortadas en rodajas.

11. Rocíe más salsa barbacoa por encima.

12. Poner en el horno para asar durante 10

minutos o hasta que el queso esté completamente derretido.

13. Retire y rocíe el aderezo del rancho por encima. Servir de inmediato.

Tazones De Arroz Con Fajitas De Pollo Y Coliflor

Ingredientes:

- 2 cdtas. de chile en polvo

- 2 cdtas. de pimentón

- 2 cdtas. de comino molido

- 2 cdta. de ajo en polvo

- 2 cdta. de sal

- 2 bolsa de 40 onzas de coliflor a la parrilla, congelada

- 1 taza de cilantro, fresco y picado

- 2 cdas. de jugo de limón, fresco

- Queso cheddar, rallado y para servir

- Crema agria, para servir

- Aguacate, fresco y para servir

- 2 libra de pechugas de pollo, sin piel y sin espinas

- 4 pimientos rojos, cortados en rodajas finas

- 2 cebolla dulce, cortada en rodajas finas

- 2 cdas. de aceite de oliva extra virgen

Instrucciones:

1. 2 . Primero, caliente el horno a 500 grados F.

2. Mientras el horno se calienta, coloque el pollo en una bandeja para hornear grande.

3. Añadir los pimientos y la cebolla. Rocíe el aceite de oliva por encima y revuelva para cubrirlo.

4. Use un tazón pequeño y agregue el chile, el pimentón, el comino, el ajo y la sal. Revuelva bien para mezclar.

5. Espolvoree esta mezcla sobre el pollo y revuelva para cubrirlo.

6. Coloque en el horno para hornear durante 30 minutos o hasta que el pollo esté completamente cocido.

7. Durante este tiempo, preparar la coliflor según las instrucciones del envase.

8. Una vez cocida la coliflor, añadir el cilantro y

el zumo de limón fresco. Revuelva para cubrir.

9. Sirva el pollo asado y las verduras sobre el arroz de coliflor. Cubra con el queso cheddar, la crema agria y el aguacate.

Mordeduras De Coliflor Cargadas

Ingredientes:

- 2 cdta. de ajo en polvo
- 2 taza de queso cheddar, rallado
- 10 rebanadas de tocino, completamente cocido y desmenuzado
- 2 cda. de cebollino picado
- 2 cabeza de coliflor, cortada en ramilletes
- 2 cdas. de aceite de oliva extra virgen
- Un toque de sal y pimienta negra

Instrucciones:

1. 2 . Primero calentar el horno a 490 grados F. Mientras el horno se calienta, engrase una bandeja para hornear grande con rociador de cocina.
2. Luego coloque una olla grande a fuego medio.
3. Llenar con agua salada y una vez que el agua

hierva, añadir la coliflor.

4. Cocine por 10 minutos o hasta que se ablanden. Escurra y seque con unas cuantas toallas de papel.

5. Colocar los ramilletes de coliflor en la bandeja para hornear.

6. Añadir el aceite de oliva, el ajo en polvo y una pizca de sal y pimienta negra sobre los ramilletes. Mezcle bien para mezclar.

7. Aplastar los ramilletes de coliflor con un pasapurés.

8. Cubrir cada trozo de coliflor con una pizca de queso cheddar y tocino.

9. Colocar en el horno para hornear durante 30 minutos o hasta que el queso se derrita.

10. Espolvorear el cebollino por encima y servir inmediatamente.

Huevos Nublados

Ingredientes:

- 1 taza de queso parmesano rallado
- 1 libra de jamón serrano, picado
- 4 cdas. de cebollino fresco, picado y para adornar
- 4 huevos grandes
- Un toque de sal y pimienta negra

Instrucciones:

1. Primero, caliente el horno a 490 grados F. Mientras el horno se calienta, cubra una bandeja para hornear grande con una hoja de papel de pergamino.

2. Luego, separe las claras de huevo y las yemas de huevo en tazones pequeños separados.

3. Sazone las claras de huevo con una pizca de sal y pimienta negra, luego bata con una batidora manual hasta que se empiecen a

formar picos rígidos.

4. Añada el queso parmesano, el jamón picado y el cebollino picado a las claras de huevo. Doble suavemente para incorporar.

5. Agregue 4 montones de claras de huevo a la bandeja para hornear.

6. Haga pequeñas hendiduras en el centro de los montículos.

7. Hornear durante 10 minutos, o hasta que se doren ligeramente.

8. Retire del horno y agregue suavemente una yema de huevo en cada centro de la clara.

9. Sazone con una pizca de sal y pimienta negra. Poner en el horno para hornear por 6 minutos adicionales o hasta que las yemas de huevo estén completamente cocidas.

10. Retirar y servir inmediatamente.

Paquetes De Papel Aluminio Para Hamburguesas

Ingredientes:

- 2 taza de brócoli, fresco y cortado en ramilletes
- 2 taza de zanahorias, frescas y para bebé
- 2 taza de papas, cortadas en cubos
- 1 de una cebolla, picada
- 4 cdas. de aceituna extra virgen
- 2 cdta. de condimento italiano
- Salsa BBQ, para servir
- 2 libra de carne de res, magra y molida
- 2 huevo grande
- 1 taza de pan rallado
- 2 cdas. de salsa barbacoa
- 2 cdta. de ajo en polvo
- Un toque de sal y pimienta negra

Instrucciones:

1. Coloque cuatro piezas de papel de aluminio de 40 pulgadas de largo sobre una superficie plana. Engrasar con rociador de cocina.

2. Precaliente una parrilla exterior a fuego medio o alto.

3. Mezcle la carne, el huevo, el pan rallado, la salsa barbacoa, el ajo en polvo y una pizca de sal y pimienta negra en un tazón grande.

4. Forme esta mezcla en 8 hamburguesas y colóquelas en cada pedazo de papel de aluminio.

5. Luego, use un tazón mediano y agregue los ramilletes de brócoli, las zanahorias, las papas, la cebolla, el aceite de oliva y los condimentos italianos.

6. Sazone con una pizca de sal y pimienta negra. Revuelva bien.

7. Cubra las hamburguesas con esta mezcla.

8. Doble para sellar cada paquete.

9. Coloque los paquetes directamente sobre la

parrilla.

10. Cocine por 40 minutos de cada lado, hasta

11. que las hamburguesas estén completamente cocidas. Retirar y servir inmediatamente con salsa barbacoa.

Papas Fritas Con Queso Portobello

Ingredientes:

- 2 cdta. de orégano

- Un toque de sal y pimienta negra

- 2 huevos grandes, ligeramente batidos

- ½ taza de fontina, rallada

- 2 cdas. de perejil fresco y picado

- 2 taza de salsa marinara, tibia y para servir

- 2 hongos Portobello

- 2 taza de pan rallado

- 1 taza de queso parmesano, rallado, más extra para servir

Instrucciones:

1. Primero, caliente el horno a 490 grados F. Mientras el horno se calienta, cubra dos hojas de hornear grandes y separadas con una hoja de papel de pergamino.

2. Retirar los tallos de los champiñones.

3. Corte en tiras delgadas de 2 pulgadas de grosor.

4. Use un tazón grande y agregue el pan rallado, el queso parmesano rallado y el orégano.

5. Sazone con una pizca de sal y pimienta negra.

6. Revuelva bien para mezclar.

7. Mojar los champiñones en los huevos batidos.

8. A continuación, coloque en la mezcla de pan rallado. Revuelva bien para cubrir.

9. Transfiera a las bandejas de hornear preparadas.

10. Colocar en el horno y hornear de 40 minutos, hasta que estén crujientes.

11. Retirar y cubrir con la fontina rallada.

12. Vuelva a colocar en el horno para hornear durante 5 minutos o hasta que la fontina se derrita.

13. Retirar y adornar con el perejil y el queso parmesano. Servir inmediatamente con la marinara caliente.

Camarones Y Brócoli De Mongolia

Ingredientes:

- 1 libra de camarones, pelados y desvenados
- Un toque de sal y pimienta negra
- 4 cdas. de maicena
- 2 cdas. de aceite vegetal, divididas en partes iguales
- 2 cabeza de brócoli, cortada en ramilletes
- 2 pimiento rojo, cortado en rodajas finas
- 4 cebollas verdes, cortadas en rodajas finas
- Semillas de sésamo, ligeramente tostadas y para adornar
- 1 taza de salsa de soja, baja en sodio
- 2 cda. de aceite de ajonjolí
- 1 taza de salsa hoisin, opcional
- 1 taza de azúcar morena, ligera y envasada
- 4 cdtas. de ajo, picado
- 2 cdtas. de jengibre, picado

- ½ taza de caldo de pollo
- Una pizca de hojuelas de pimiento rojo, machacadas

Instrucciones:

1. En un tazón pequeño agregue la salsa de soya, el aceite de ajonjolí, la salsa hoisin, el azúcar morena ligera, el ajo picado, el jengibre picado, el caldo de pollo y las hojuelas de pimiento rojo trituradas.
2. Revuelva bien para mezclar y deje a un lado.
3. Use otro tazón y agregue los camarones. Sazone con una pizca de sal y pimienta.
4. Agregue la maicena y mezcle hasta que esté bien cubierta.
5. Coloque una sartén grande a fuego medio-alto.
6. Añadir una cucharada de aceite. Una vez que el aceite esté lo suficientemente caliente, añada los camarones.

7. Cocine por 10 minutos de cada lado o hasta que estén crujientes. Retirar y reservar.

8. Añada el resto de la cucharada de aceite a la sartén.

9. Añada el brócoli y el pimiento rojo cortado en rodajas.

10. Cocine por 10 minutos o hasta que se ablanden.

11. Agregue los camarones y la salsa preparada. Revuelva bien para mezclar y cocine por 6 minutos o hasta que esté espeso en consistencia.

12. Retirar del fuego y decorar con las cebollas verdes cortadas en rodajas y las semillas de sésamo tostadas.

Queso De Coliflor A La Plancha

Ingredientes:

- 1 taza de queso parmesano rallado

- 1 cdta. de orégano

- Un toque de sal y pimienta negra

- 30 tazas de queso cheddar blanco, rallado y dividido

- 2 cabeza de coliflor

- 2 huevos grandes, ligeramente batidos

Instrucciones:

1. Primero, cortar la coliflor en ramilletes. Coloque los ramilletes en un procesador de alimentos y licúe en el nivel más alto hasta que quede con la consistencia del arroz.

2. Luego, use un tazón mediano y agregue la coliflor, los huevos, el queso parmesano y el orégano.

3. Revuelva bien hasta que se mezcle.Revuelva bien hasta que se mezclen. Sazonar esta mezcla con una pizca de sal y pimienta negra.

4. Coloque una sartén grande a fuego medio.

5. Engrasar con un poco de rociador de cocina y cocinar la mezcla de coliflor.

6. Aplanar para formar una hamburguesa. Repita en otra parte de la sartén para formar otra hamburguesa.

7. Cocine por 10 minutos de cada lado o hasta que estén dorados.

8. Cubra cada hamburguesa de coliflor con el queso cheddar.

9. Coloque la otra hamburguesa de coliflorsobre el queso.

10. Cocine por 5 minutos de cada lado o hasta que el queso se derrita.

11. Retire y repita hasta que todos los ingredientes hayan sido usados.

Salmón Cilantro Limón

Porciones: 4

Tiempo total de preparación: 2 4 minutos

Ingredientes:

- 2 cdta. de sal

- 1 cdta. de pimienta negra

- 1 cucharadita de hojuelas de pimiento rojo trituradas

- 1 taza de aceite de oliva extra virgen

- 2 cdas. de miel

- 2 taza de cilantro, empacado, más hojas para servir

- 2 1 libra de salmón, cortado en filetes

- 1 de una cebolla amarilla, picada

- 1 cdta. de ajo en polvo

- 4 limones, jugo y cáscara solamente, más cuñas para servir

- 2 cdtas. de comino molido

Instrucciones:

1. Coloque todos los ingredientes excepto el salmón en un procesador de alimentos. Mezcle en el ajuste más alto hasta que esté suave.

2. Vierta esta mezcla en un recipiente.

3. Agregue el salmón y mezcle.

4. Cubrir con una hoja de plástico. Dejar marinar durante 2-2 ½ hora.

5. Después de este tiempo, precaliente el horno a 490 grados F.

6. Mientras el horno se calienta, engrase una bandeja para hornear grande con rociador de cocina.

7. Añadir los filetes de salmón marinados, con la piel hacia abajo. Coloque en el horno para asar de 15 minutos, o hasta que esté completamente cocido.

8. Retire y sirva con las hojas de cilantro y los trozos de limón fresco.

Horno De Coliflor Con Queso

Ingredientes:

- 2 tazas de queso cheddar blanco, rallado
- 2 taza de queso parmesano rallado
- 2 cda. de hojas de tomillo, frescas
- Un toque de sal y pimienta negra
- 40 cabezas de coliflor
- 6 cdas. de mantequilla, más extra para engrasar
- 1 taza de crema espesa
- 4 dientes de ajo, picados

Instrucciones:

1. Primero, precaliente el horno a 400 grados F.
2. Mientras el horno se calienta, coloque una olla grande a fuego medio. Llenar con agua

salada y llevar a ebullición. Una vez hirviendo, añadir la coliflor. Cocine por 8 minutos, o hasta que se ablanden. Escurrir después de este tiempo y reservar.

3. Engrase una fuente para hornear grande con mantequilla.

4. A continuación, añadir la mitad de la coliflor. Vierta la mitad de la crema espesa sobre la coliflor.

5. Agregue puntos de mantequilla por encima. Espolvoree la mitad del ajo picado, el queso cheddar, el queso parmesano y el tomillo fresco.

6. Completar con la mitad restante de la coliflor, la nata, el ajo, los quesos y el tomillo.

7. Sazone con una pizca de sal y pimienta negra.

8. Poner en el horno para hornear durante 50 minutos o hasta que se dore y el queso esté completamente derretido.

9. Retire y deje enfriar durante 6 minutos antes de servir.

Sabrosos Bocados De Berenjena Y Parmesano

Ingredientes:

- 2 cda. de condimento italiano

- 2 taza de queso parmesano rallado

- 2 taza de harina para todo uso

- Salsa marinara, para servir

- 2 berenjenas

- 4 huevos grandes, batidos

- 2 tazas de pan rallado

Instrucciones:

1. Primero, caliente el horno a 490 grados F. Mientras el horno se calienta, cubra una bandeja para hornear grande con una hoja de

papel de pergamino.

2. Luego, pele y corte las berenjenas en cubos de 2 pulgada de tamaño.

3. En un recipiente pequeño, agregue los huevos.

4. En un recipiente aparte, agregue el pan rallado, el aderezo italiano y el queso parmesano.

5. Revuelva bien para mezclar.

6. En un tercer tazón pequeño, agregue la harina para todo uso.

7. Enrollar los cubos de berenjena en la harina y luego sumergirlos en los huevos batidos.

8. Agregue a la mezcla de pan rallado. Revuelva bien para cubrir. Transfiera a la bandeja para hornear preparada.

9. Coloque en el horno para hornear durante 40 minutos, o hasta que se doren.

10. Retirar y espolvorear el queso parmesano por encima. Servir inmediatamente con la salsa marinara.

Salsa Crema De Mostaza

Ingredientes:
2 cebolleta o cebollín
1 cucharadita de pimienta negra
2 1 cucharadas de mostaza, molida
1 taza de crema espesa
1 cucharadita de sal

Instrucciones:

1. Coloque la sartén a fuego alto y luego agregue la crema.
2. Una vez que hierva, agregue la cebolleta y cocine por unos 8 minutos.
3. Revuelva con frecuencia.
4. Retire del fuego y luego agregue los ingredientes restantes.

Cordero Al Ajo

Ingredientes:

- 1 de taza de perejil fresco picado
- 2 cucharada de tomillo fresco picado
- 2 cucharada de granos de pimienta negra
- 6 dientes de ajo enteros
- 2 cucharada de aceite de oliva
- 2 taza de zanahorias peladas y rebanadas
- 2 taza de apio picado
- 2 taza de cebolla picada
- 2 kilos de pierna de cordero
- 2 tazas de acelgas desgarradas
- 2 tazas de caldo de vegetales
- 2 cucharadita de pasta de jitomate
- 2 cucharadita de miel
- 1 de taza de vino rojo seco
- 2 tazas de nabo sueco pelado y en cubos

Preparación:

1. Prepara tu olla de cocción lenta.
2. Añade el cordero de la olla de cocción lenta, junto con los dientes de ajo.
3. Rocía con aceite de oliva.
4. Añade las zanahorias, al apio, la cebolla y el nabo seco.
5. En un recipiente, combina el caldo de vegetales, la pasta de jitomate, la miel, el vino, el perejil, el tomillo y los granos de pimienta negra.
6. Añade la mezcla encima del cordero y vegetales.
7. Cubre y cocina a temperatura alta por 6-6 ½ horas o a temperatura baja por 8 horas.

Medallones De Cerdo Con Hinojo Y Puerro

Ingredientes:

- 2 taza de puerros rebanados
- 2 tazas de bulbos de hinojo rebanado
- 2 ramito de romero fresco
- 2 cucharadita de sal
- 2 cucharadita de pimienta negra
- 2 kilos de medallones de cerdo
- 4 dientes de ajo picado
- 2 cucharada de aceite de oliva
- 2 taza de vegetales o caldo de pollo

Preparación:

1. Prepara tu olla de cocción lenta.
2. Pon la carne y ajo en la olla de cocción lenta.
3. Rocía con aceite de oliva antes de añadir el caldo de vegetales.
4. Añade los puerros, el hinojo, el romero, la sal y la pimienta.
5. Cubre y cocina por 8-8 ½ horas en temperatura baja.

Caña De Ternera Con Salsa De Anchoas

Ingredientes:

- 2 taza de caldo de pollo o vegetales
- 1 taza de vino blanco seco
- 1 de taza de perejil picado
- 2 cucharada de tomillo fresco
- 2 cucharadita de pasta de jitomate
- 1 cucharadita de sal
- 2 cucharadita de pimienta negra
- 2 kilos de cortes cruzados de la pierna de ternera
- 2 taza de cebolla rebanada
- 2 taza de zanahoria rebanada
- 1 taza de apio rebanado

Salsa

- 1 de taza de perejil fresco picado
- 2 cucharada de anchoas picadas
- 2 cucharada de aceite de oliva
- 2 dientes de ajo picado
- 2 cucharadita de ralladura de limón

Preparación:

1. Prepara tu olla de cocción lenta.
2. Pon la ternera en la olla de cocción lenta cerca de la cebolla, la zanahoria y la apio.
3. Añade el caldo de pollo o vegetales, las pasta de jitomate, y el vino blanco seco.
4. Sazona con perejil, tomillo, sal y pimienta.
5. Cubre y cocina por 8-8 ¼ horas en temperatura baja.
6. Para la salsa: Combina el ajo, la ralladura de limón, el perejil, las anchoas, y el aceite de oliva en la licuadora o procesador de comida.
7. Pulsa hasta que este suave y sirva al lado de la ternera.

Costillas Al Chile

Ingredientes:

- 2 cucharadita de cebolla en polvo
- 2 cucharadita de sal
- 2 cucharadita de pimienta negra
- 2 tazas de cebolla amarilla rebanada
- 2 1 taza de caldo de pollo o vegetales
- 7 kilos de costillares de cerdo
- 2 cucharadas de azúcar morena
- 2 cucharada de chile en polvo
- 2 cucharadita de polvo de cayena
- 2 cucharadas de paprika

Preparación:

1. Prepara tu olla de cocción lenta.
2. En un recipiente, combina la azúcar morena, el polvo en chile, la cayena, la paprika, la cebolla y la pimienta negra.
3. Frota la mezcla a las costillas.
4. Pon las costillas en la olla de cocción lenta.
5. Cubre con la cebolla amarilla y añade el caldo de vegetales.
6. Cubre y cocina por 8 horas a temperatura baja.

Costillas De Cerdo Chinas

Ingredientes:

- 2 cucharadas de mermelada de naranja baja en azúcar
- 4 cucharadas de cátsup
- 4 tazas de col china picada
- 2 taza de caldo de pollo o vegetales
- 2-4 kilos de costillar de cerdo
- 4 dientes de ajo picado
- 1 de taza de salsa de soya

Preparación:

1. Prepara tu olla de cocción lenta.
2. En un recipiente combina la salsa de soya, la mermelada de naranja y la cátsup.
3. Mezcla bien y cepilla sobre las costillas.
4. Pon las costillas en la olla de cocción lenta junto con el ajo.
5. Añade el caldo de pollo y vegetales.
6. Cubre y cocina por 8 horas a temperatura baja.
7. Cerca de media hora antes de comer, abre la tapa y vierte la salsa en la col china.
8. Sirve cuando los vegetales luzcan secos y la carne este tierna.

Chuleta De Cerdo Rellena De Verdura

Ingredientes:

- 2 taza de caldo de pollo o vegetales
- 2 cucharadita de comino
- 2 cucharadita de ajo en polvo
- 2 cucharadita de sal
- 2 cucharadita de pimienta negra
- 4 chuletas de cerdo con hueso
- 1 de taza de cebolla amarilla rebanada
- 1 de taza de pimientos rojos picados
- 1 de taza de granos de elote fresco
- 1 de taza chile poblano picado
- 4 taza de tallos de espárragos cortados en una pulgada

Preparación:

1. Prepara tu olla de cocción lenta.
2. Corta las chuletas de cerdo a lo largo del costado, introduciendo aproximadamente 1/3 de la carne.
3. En un recipiente combina la cebolla, los pimientos, el elote y los chiles poblanos.
4. Mezcla bien y a cucharadas vierte la mezcla en el centro de cada chuleta.

5. Sazona las chuletas con el comino, el ajo, la sal, y la pimienta antes de añadirlo a la olla de cocción lenta.
6. Añade el caldo de pollo o vegetales.
7. Cubre y cocina por 8 horas a temperatura baja.
8. Cerca de media hora antes de comer, añade los espárragos.
9. Sirve cuando los espárragos este tiernos y la carne cocida en su totalidad.

Cerdo En Melocotón Dulce Y Picante

Ingredientes:

- 2 taza de cebolla amarilla dulce rebanada
- 2 taza de duraznos frescos rebanados
- 2 taza de caldo de pollo o vegetales
- 2 cucharada de jugo de limón
- 2 cucharadas de jugo de naranja
- 4 chuletas de cerdo con hueso
- 1 cucharadita canela
- 1 cucharadita clavos de olor
- 2 cucharada hojuelas de pimiento rojo triturado

Preparación:

1. Prepara tu olla de cocción lenta.
2. Sazona el puerco con la canela, los clavos, y las hojuelas de pimiento antes de ponerlo en la olla de cocción lenta.
3. Añade la cebolla y los duraznos.
4. En un recipiente, combina el caldo de pollo y vegetales, el jugo de limón, y de naranja.
5. Mezcla bien y añádelo a la olla de cocción lenta.
6. Cubre y cocina por 4-4 ¼ horas en

temperatura alta o 6-6 ¼ horas a temperatura baja.

Cerdo Al Cacahuate

Ingredientes:

- 2 cucharadas de salsa de soya
- 2 cucharada de jugo de limón
- 2 cucharadita de chile en polvo
- 2 cucharadita de sal
- 2 cucharadita de pimienta negra
- 2 taza de cacahuates picados
- 2   kilo de carne de cerdo cortado en rebanadas
- 2 taza de cebolla amarilla rebanada
- 4 tazas de ramitos de brócoli
- 2 taza de caldo de pollo o vegetales
- 1 de taza de mantequilla de maní sin azúcar

Preparación:

1. Prepara tu olla de cocción lenta.
2. Pon la carne en la olla de cocción lenta, seguida de la cebolla. Si es posible, mantén el brócoli fuera hasta la última hora de cocción.
3. De otra manera, agréguelotambién.
4. En un recipiente, combina el caldo de pollo o vegetales, la mantequilla de maní, la salsa de

soya, el jugo de limón, el chile en polvo, la sal y la pimienta.

5. Mezcla bien y añade a la olla de cocción lenta.
6. Añade los cacahuates.
7. Cubre y cocina por 4-4 ¼ horas a temperatura alta o 6 horas a temperatura baja.

Olla Bratwurst De Día Lluvioso

Ingredientes:

- 2 tazas de caldo de pollo o vegetales
- 2 taza de jitomates en lata con líquido
- 2 cucharadita de tomillo
- 2 cucharadita de albahaca
- 2 cucharadita de sal
- 2 cucharadita de pimienta negra
- 2 kilo de salchicha Alemana, rebanadas gruesas
- 2 tazas de zanahorias peladas y rebanadas
- 2 taza de apio rebanado
- 2 taza de cebolla morada rebanada
- 4 tazas de repollo rebanado

Preparación:

1. Prepara tu olla de cocción lenta.
2. Añade la salchicha con las zanahorias, el apio, la cebolla y el repollo.
3. Después, añade el caldo de pollo o vegetales y los jitomates en lata junto con el líquido.
4. Sazona con tomillo, albahaca, sal y pimienta negra.
5. Cubre y cocina por 4-4 ½ horas en temperatura alta o 6-6 ½ horas en

temperatura baja.

Cordero Al Curry

Ingredientes:

- 2 tazas de guisantes frescos
- 2 taza de caldo de pollo o vegetales
- 2 tazas de leche de coco
- 2 cucharada de pasta de curry verde
- 2 cucharadita de jengibre fresco gratinado
- 1 de taza de menta fresca picada
- 2 kilo de cordero cortado en tiras
- 2 taza de manzana picada
- 2 taza de pimientos verdes
- 1 taza de apio picado
- 2 tazas de ramitos de coliflor

Preparación:

1. Prepara tu olla de cocción lenta.
2. Pon el cordero en la olla de cocción lenta, seguida de la manzana, los pimientos y el apio.
3. Si es posible añade el brócoli en los últimos 50 minutos de la cocción, de otra manera añade al mismo tiempo.
4. En un recipiente combina el caldo de pollo o

vegetales, la leche de coco, el curry en pasta, el jengibre y la menta.

5. Mezcla bien y añade a la olla de cocción lenta.

6. Cubre y cocina por 4-4 ½ horas en temperatura baja o 6 horas a temperatura alta.

Mock Mac Mexicano Y Queso

Ingredientes:

- 1 taza de queso crema
- 2 taza de caldo de pollo o vegetales
- 2 taza de crema entera
- 2 cucharadita de chile ancho en polvo
- 2 cucharadita comino
- 1 de taza de cilantro fresco picado
- 2 cucharadita de sal
- 2 cucharadita de pimienta negra
- 2 cabeza de coliflor grande, cortada en ramitos pequeños
- 2 dientes de ajo picado
- 2 taza de jitomate picado
- 2 taza de queso amarillo (producido en Monterrey) rallado
- 2 taza de queso Cotija desmenuzado

Preparación:
1. Prepara tu olla de cocción lenta.
2. Añade la coliflor, el ajo, los tomates y el caldo de vegetales o pollo.
3. Cubre y cocina por 2-2 ½ horas en temperatura alta.
4. En un recipiente, combina el queso, el queso Cotija, el queso crema, la crema entera, el chile, comino, cilantro, sal y la pimienta.

Mezcla bien.

5. Cerca de una hora antes de comer, esparce en la mezcla de queso en la olla de cocción lenta hasta que esté bien distribuida.

6. Cubre y continúa la cocción hasta que esté bien cocido.

Repollo Cremoso Gratinado

Ingredientes:

- 2 huevo batido
- 1 taza de queso fontina desmenuzado
- 1 de taza de queso suizo desmenuzado
- 1 de perejil fresco picado
- q cucharada de cebollín verde frescos picados
- 2 cucharadita de sal
- 2 cucharadita de pimienta negra
- 4 tazas de repollo triturado
- 2 taza de zanahoria pelada y en rebanadas delgadas
- 1 taza de cebollines rebanados
- 1 taza de caldo de vegetales
- 1 taza de leche

Preparación:

1. Prepara tu olla de cocción lenta.
2. Mezcla el repollo, la zanahoria, cebollines, el caldo de vegetales, la leche, y un huevo en la olla de cocción lenta.
3. Cubre y cocina por 2 horas a temperatura alta.
4. Media hora antes de comer, añade el queso fontina, el queso suizo, el perejil, los cebollines verdes, la sal, y la pimienta.

5. Cubre y continua la cocción hasta que el queso este derretido.

Horneado De Calabaza Rustica

Ingredientes:

- 2 1 taza de caldo de vegetales
- 1 taza de jugo de manzana sin azúcar
- 1 taza de nueces pecanas picadas
- 2 cucharadita de tomillo
- 2 cucharadita de nuez moscada
- 2 cucharadita de sal
- 2 cucharadita de pimienta negra
- 4 tazas de calabaza moscada pelada y cortada en cubos
- 2 taza de calabaza bellota pelada y en cubos
- 2 taza de cebolla amarilla picada
- 2 taza de tocino ahumado y picado (opcional)

Preparación:

1. Prepara tu olla de cocción lenta.
2. Añade la calabaza mostaza a la olla de cocción lenta, seguida de la calabaza bellota, la cebolla morada y el tocino.
3. Añade el caldo de vegetales y el jugo de manzana.
4. después, las nueces y sazona con tomillo, nuez moscada, sal y pimienta.

5. Cubre y cocina por 4-4 ½ horas a temperatura baja.

Spaghetti De Calabaza Con Champiñones Y Pimientos

Ingredientes:

4 tazas de espagueti de calabaza (lo de adentro solamente)
2 tazas de caldo de vegetales
2 ramita de romero fresco
2 cucharada de eneldo fresco picado
2 cucharada de cebollínfresco picado
2 cucharadita de sal
2 cucharadita de pimienta negra
1 taza de queso de cabra desmenuzado
2 dientes de ajo picado
4 tazas de champiñones cremini a la mitad o en cuartos
2 taza de pimientos rojos rebanados
2 taza de nueces picadas

Preparación:

1. Prepara tu olla de cocción lenta.
2. En la olla de cocción lenta combina el espagueti, el ajo, los champiñones, el pimiento y las nueces.

3. después, añade el caldo de vegetales y sazona con romero, eneldo, cebollín, sal y pimienta.
4. Cubre y cocina por 4-4 ½ horas en temperatura baja.
5. Media hora antes de comer, remueve la tapa y añade el queso de cabra y revuelve. Cubre y continúa la cocción.

Cazuela Cremosa De Espinaca Y Alcachofas

Ingredientes:

25 tazas de espinaca fresca desgarradas
1 de perejil fresco picado
2 cucharadita de sal
2 cucharadita de pimienta blanca
2 taza de nueces picadas
2 taza de crema agria
2 taza de queso suizo rallado
1 taza de queso de cabra desmoronado
1 de queso parmesano rallado fresco
2 tazas de corazones de alcachofa en cuatro
2 taza de cebolla morada picada
4 dientes de ajo picado
2 1 taza de caldo de vegetales
2 cucharada de mantequilla en cuadros
2 cucharadita hojuelas de pimiento rojo molido
2 cucharada de eneldo fresco picado

Preparación:

1. Prepara tu olla de cocción lenta.
2. En la olla de cocción lenta, mezcla los corazones de alcachofa, la cebolla morada, el ajo, el caldo de vegetales y la mantequilla.
3. Sazona con las hojuelas de pimiento rojo, el

eneldo, el perejil, la sal y la pimienta blanca.

4. Cubre y cocina por 4-4 1/2 horas en temperatura baja.

5. Media hora antes de comer, remueve la tapa y añade la espinaca, las nueces, la crema agria, el queso suizo, el queso de cabra y el queso parmesano.

6. revuelve hasta que estén bien mezclados.

7. Cubre y continua la cocción hasta que estén listos para servir.

Ratatouille Cocinado Lento

Ingredientes:

2 tazas de calabaza de verano pelado y rebanado
2 taza de pimiento verde rebanado
2 taza de cebolla morada rebanada
2 c de sazonador italiano
2 cucharadita de cebolla en polvo
2 cucharadita de sal
2 cucharadita de pimienta negra
2 tazas de jitomate en lata con el líquido
4 cucharadas de pasta de jitomate
2 1 de taza de caldo de vegetales
4 dientes de ajo picado
4 tazas de berenjena, pelada y en cubos
4 tazas de calabacín rebanado

Preparación:

1. Prepara tu olla de cocción lenta.
2. En la olla de cocción lenta, combina los jitomates con el líquido, la pasta de jitomate y el caldo de vegetales.
3. Añade el ajo, la berenjena, el calabacín, la calabaza de verano, los pimientos verdes y la cebolla.
4. Sazona con el sazonador italiano, la cebolla en polvo, la sal y la pimienta.

5. Cubre y cocina por 4-4 1/2 horas a

Guiso De Judías Verdes Y Champiñones

Ingredientes:

2 c de hojuelas de pimiento rojo triturado
2 cucharada de cebollín fresco picado
2 cucharadita de ajo en polvo
1 taza de perejil picado
2 taza de crema agria
1 taza de crema entera
1 taza que queso parmesano
Almendra rebanada para decorar si lo deseas
8 tazas de judías verdes frescas cortadas
2 tazas de champiñones frescos cortados
2 taza de agua de castaña, drenada y cortada
2 taza de cebolla amarilla rebanada
2 cucharadas de mantequilla en cuadros
2 1 taza de caldo de vegetales
2 cucharada de salsa de soya

Preparación:

1. Prepara tu olla de cocción lenta.
2. En la olla de cocción lenta combina las judías,

los champiñones, el agua, la cebolla y la mantequilla. Mueve hasta mezclar.

3. En un recipiente, combina el caldo de vegetales, la salsa de soya, las hojuelas de pimiento rojo trituradas, el cebollín y el ajo en polvo.

4. Cubre y cocina por 4-4 1/2 horas a temperatura baja.

5. Media hora antes de comer, remueve la tapa y esparce el perejil, la crema acida, la crema entera y el parmesano.

6. Continua cocinando hasta que este enteramente cocido.

7. Sirve y decora con almendra rebanada.

Pizza De Desayuno

Ingredientes

1 cucharadita de pimienta
1 cucharadita de sal
1 taza de nata/crema espesa
2 2 huevos
2 taza de queso, rallado
2 tazas de pimientos, en rodajas
8 onzas de salchichas (aproximadamente 228 gramos)

Instrucciones

1. Precalienta el horno a 490 grados.
2. Coloca los pimientos en el microondas durante 10 minutos y reserva.
3. Dora la salchicha; puedes hacerlo en una sartén de hierro fundido.
4.   Resérvala una vez que esté hecha.
5. Mezcla la crema, los huevos, la sal y la pimienta y luego coloca la mezcla en la sartén.
6. Cocina por 10 minutos o hasta que los lados se asienten.
7. Coloca la mezcla en el horno y hornea por 25 minutos.
8. Retira del horno, rellena con pimientos, salchichas y queso.Luego colócalo en la parrilla durante 4-4 ½ minutos adicionales.
9. Una vez hecho esto, deja reposar durante 6

minutos.

10. Sirve y disfruta de una rebanada. Congela el resto para más tarde.

Galletas Keto De Desayuno

Ingredientes

- 2 taza de harina de almendras
- 2 huevos, batidos
- 2 tazas de mozzarella, rallada
- 2 onzas de queso crema (aproximadamente 68 gramos)
- 6 salchichas de desayuno en forma de hamburguesas, precocidas
- 2 onzas de queso Colby Jack, en cubos (aproximadamente 68 gramos)
- 2 pizca de sal y pimienta

Instrucciones

1. Precaliente el horno a 410 grados F (aproximadamente 210 grados centígrados).
2. Coloca la mozzarella y el queso crema en el microondas durante períodos de 60 segundos hasta que la mozzarella comience a derretirse; revuelve bien para mezclar.
3. En un tazón pequeño, mezcla la harina de almendras y el huevo batido.
4. Luego agrega la mezcla de queso y revuelve para combinar.
5. La masa puede volverse un poco pegajosa. Puedes espolvorearla con más harina antes de formar una bola.

6. Refrigera la bola hasta que la masa se endurezca.
7. Retírala del refrigerador y divídela en 6-6 ½ bolas.
8. Luego aplana cada bola y coloca una hamburguesa en el centro de cada masa aplanada.
9. Agrega el queso encima de cada una y luego envuelve la masa alrededor.
10. Haz esto por cada porción.
11. Coloca la masa preparada en un molde para muffins.
12. Asegúrate de engrasar primero el molde.
13. Hornea durante 2 2-30 horas.
14. Los muffins deben estar dorados y firmes.
15. Puedes cubrirlos con mozzarella adicional si lo deseas.
16. Estas galletas se congelan muy bien.
17. Si deseas comerlas, solo necesitas cocinarlas en el microondas durante aproximadamente un minuto.

Tarta De Espinaca Y Queso Feta

Masa para tarta libre de granos

- 2 huevo
- 400 g de harina de almendras
- Sal y pimienta a gusto
- 2 cucharada de harina de coco

Relleno de Espinacas y Queso Feta

- 250g de queso crema, con alto contenido de grasa
- 1 cebolla, finamente picada
- 6 huevos, batidos
- 700g de espinaca, fresca o congelada
- Sal y pimienta a gusto
- Un buen puñado de menta fresca, picada
- 500g de queso feta, desmenuzado

Instrucciones

1. Usa un tenedor para mezclar los ingredientes para la masa.
2. Engrasa una fuente para tartas o flan de 24 cm, cúbrela con papel de pergamino y luego vierte la mezcla de la masa sobre ella.
3. Toma un pedazo de papel para hornear,

colócalo sobre la mezcla y luego usa un vaso de vidrio para aplanar la masa.

4. Haz agujeros en la masa con un tenedor para permitir un horneado uniforme.

5. Hornea la masa durante 40 minutos a 2 80C / 460F. Retira y reserva.

6. *Relleno de espinaca y queso feta:*

7. Si usas espinaca congelada, descongélala y asegúratede exprimir el agua para evitar terminar con una tarta húmeda y blanda.

8. Mezcla la espinaca y los ingredientes restantes asegurándote de dejar algunos trozos de queso feta y queso crema.

9. Vierte la mezcla en la masa y hornea por 50 minutos a 2 80C / 460F. El centro debe estar cocido antes de retirarlo.

10. Refrigerael resto para más adelante.

11. También puedes refrigerar el pastel después de agregar el relleno y una vez que esté listo para cocinar, utiliza las instrucciones de cocción anteriores.

Cazuela De Desayuno Baja En Carbohidratos

Porciones: 10
Ingredientes

- 2 tazas de queso cheddar, dividido
- 1 taza de nata/crema espesa
- 2 2 huevos grandes
- 6 dientes de ajo, picados
- 1 cucharadita de pimienta negra
- 1 cucharadita de sal marina
- 2 cucharadas de perejil fresco, picado
- 2   libra   de   salchicha   de desayuno(aproximadamente 464 gramos)

Instrucciones

1. Saltea el ajo picado en una sartén engrasada, durante 10   minuto o hasta que suelte su aroma.
2. Coloca la salchicha de desayuno en la sartén a fuego medio-alto y cocina por 40 minutos.
3. Usa una espátula para romperla mientras se dora.
4. Mientras tanto, precalienta tu horno a 495F (aproximadamente 2 80 grados centígrados).
5. En un tazón grande, mezcla la nata/crema espesa, los huevos, el perejil, la sal marina, la pimienta negra y la mitad del queso cheddar.

6. Engrasa bien el fondo de una cazuela y luego coloca la salchicha desmenuzada en el fondo.

7. Distribuye de manera uniforme. Si deseas utilizar cualquier verdura precocida, agréguela en esta etapa.

8. Extiende la mezcla de huevo de manera uniforme sobre la salchicha y rellena con el queso cheddar restante.

9. Hornea durante unos 50 minutos hasta que el queso se derrita y los huevos estén listos.

10. Retira y congela adecuadamente.

Moussaka De Berenjenas

Porciones: 2 0

Ingredientes

- 2 cebolla morada, cortada en cubitos
- 2 berenjena
- 4 dientes de ajo
- 2 kg de carne de vacuno, alimentado con pasto
- Esplenda a gusto
- 500 gramos de queso crema Philadelphia
- 400 gramos de crema espesa
- 500 gramos de queso cheddar
- 40 gramos de condimento italiano
- 600 gramos lata de tomates picados mezclados con hierbas, puedes considerar utilizar la marca Ardmonao similar
- 4 zanahoria, cortada en cubitos

Instrucciones

1. Corta finamente la berenjena, fríela en aceite de coco y déjala a un lado.
2. En una sartén, saltea la cebolla morada, la zanahoria y el ajo, luego agrega la carne picada y dora.
3. Agrega la lata de Ardmona, el condimento italiano, los tomates y luego sazona con sal yesplenda. Finalmente retira del fuego.

163

4. Prepara la salsa de queso crema friendo rebanadas finas de queso crema junto con 500 g de nata/crema espesa.

5. Asegúrate de agregar la crema poco a poco y luego agrega esplenda a gusto.

6. Extiende una capa de berenjena en una cazuela, luego la mezcla de carne y luego agrega una capa de salsa de queso y una capa de salsa de carne y finalmente una capa de queso cheddar rallado.

7. Si estás cocinando en lotes más grandes, comienza con una capa de berenjena y luego carne y finalmente salsa de queso y repite.

8. Hornea por 50 minutos a 500 grados / 470F.

9. Sirve y disfruta. Puedes congelar losrestos para más adelante.

Pizza De Portobello Y Pesto

Porciones: 4

Ingredientes

Para la Pizza de Portobello y Pesto:

2 tomates medianos, en rodajas

4 setas de Portobello

4 onzas de mozzarella rallada (aproximadamente 2 2 4 gramos)

2 1 cucharadas de aceite de oliva

Para el pesto de albahaca:

2 tazas de hojas de albahaca

2 cucharadas de piñones o nueces

4 cucharadas de aceite de oliva

1 aguacate pequeño

2 diente de ajo, pelado

Instrucciones

1. Precalienta el horno a 420 grados F (aproximadamente 210 grados centígrados).
2. En un procesador de alimentos, prepara el pesto de albahaca procesando los piñones, el aguacate, el ajo y la albahaca.
3. Agrega aceite de oliva y procesa un poco más para obtener una consistencia parecida a la de la salsa.
4. Sazona el pesto de albahaca con sal y pimienta.
5. Retira los tallos de las setas y raspa las branquias internas con una cuchara.

6. Usa aceite de oliva para cepillar ambos lados de las setas.
7. Coloca las setas en una hoja con las tapas hacia abajo.
8. Coloque 2 del pesto sobre las setas, luego esparce los tomates y el queso encima.
9. Hornea por 25 minutos o hasta que el queso esté burbujeante.
10. Disfruta y congela los restos.

Hamburguesas De Coliflor Y Setas

Porciones: 6

Ingredientes

Sal y pimienta a gusto

6+ cucharadas de harina de almendras

1 cucharadita de romero seco

1 cabeza de coliflor, rallada (o 2 tazas de coliflor)

8 onzasde setas, picadas en trozos pequeños(aproximadamente 228 gramos)

2 cucharada de aceite de oliva

2 diente de ajo, picado

1 cebolla amarilla, picada

Cobertura: ketchup, espinaca, mostazatahini

Instrucciones

Combina todos los ingredientes de la cobertura en un tazón pequeño y resérvalos.

En una sartén plana o de hierro fundido, agrega el aceite de oliva y cocina la cebolla a fuego medio durante 2 minutos.

Agrega el ajo y las setas. Luego espolvorea el romero seco encima. Revuelve con una cuchara de madera y cocina por 4-4 minutos adicionales o hasta que las setas estén blandas.

Agrega el arroz de coliflor y revuelve por 2 minuto más; condimenta con sal y pimienta. Retira del fuego y deja que se enfríe a temperatura ambiente.

Mientras tanto, precaliente tu horno a 400 grados

F (aproximadamente 204 grados centígrados) y luego cubre la bandeja para hornear con papel pergamino.

Una vez que puedas manejar la mezcla de coliflor cómodamente, agrega 2 cucharadas de harina de almendras y mezcla todo. Una vez mezclado, forma 6 hamburguesas. Las hamburguesas deben permanecer juntas. Puedes agregar más harina si notas que se están agrietando demasiado. Coloca las hamburguesas en la bandeja para hornear.

Hornea por 50 minutos a 400 grados F (aproximadamente 204 grados centígrados) o hasta que las hamburguesas estén doradas en la parte superior. Puedes asarlas por unos minutos más, si lo deseas.

Cuando estén listas para comer, puedes servirlas con espinacas, tomates, bollos, lechuga, cebolla morada y pepinillos, si lo deseas. De lo contrario, congela para más adelante.

Información nutricional por porción: calorías 84, grasas totales 6g, carbohidratos totales 6.6g, fibra alimentaria2g, azucares 2.2 g, proteínas 4.6g

Lasaña De Repollo Keto

Porciones: 20
Ingredientes

2 libras de carne molida, dorada(aproximadamente 10 08 gramos)
4 huevos grandes
1 taza de perejil seco, opcional
2 1 tazas de queso parmesano, rallado
4 libras de queso ricotta(aproximadamente 2 490 gramos)
2 cabeza de repollo
1 taza de queso parmesano, rallado (opcional)
42 onzasde queso mozzarella, cortado o rallado (aproximadamente 10 08 gramos)
50 onzas de salsa marinara sin azúcar agregada(aproximadamente 2 2 44 gramos)

Instrucciones

1. Separa cuidadosamente las hojas del repollo y dejaque se cocinendurante 6-2 0 minutos en agua hirviendo con sal. Una vez hecho esto, usaun paño o repasador de cocina para drenar el exceso de agua.
2. En un tazón, mezcla el queso parmesano, el queso ricotta, los huevos y el perejil. Luego reserva.
3. Agrega la salsa marinara a la carne dorada y revuelve.

4. Vierte 4/4 tazas de la salsa en el molde para hornear. Puedes usar una bandeja de 2 2 por 30 pulgadas.
5. Extiende una capa de las hojas de repollo cocidas sobre la salsa en el molde para hornear.
6. Coloca la mitad de la mezcla de queso ricotta sobre las hojas de repollo.
7. Agrega la salsa restante y luego extiende la mitad del queso mozzarella encima.
8. Repite las capas y luego decora con queso parmesano adicional, si así lo deseas.
9. Hornea durante unos 26 minutos a 460F.

Hamburguesas De Tocino De Pavo

Porciones: 8-2 0

Ingredientes

1 cebolla mediana
2 calabacines medianos
1 libra de tocino(aproximadamente 228 gramos)
2 1 libras de pavo molido
1 cucharadita de pimienta
2 cucharadita de sal
4 dientes de ajo

Instrucciones:

1. Precalienta el horno a 490 grados F
2. Corta el tocino y cocina a fuego medio. El tocino debe estar crujiente.
3. Retira y escurre sobre toallas de papel. Una vez que el tocino esté frío, pícalo finamente.
4. Reserva 5 cucharada de la grasa de tocino. Usa un procesador de alimentos o un rallador para triturar el calabacín.
5. Pica finamente el ajo y la cebolla.
6. Calienta la grasa de tocino en una sartén a fuego medio y saltea la cebolla y el ajo.
7. En un tazón grande, mezcla todos los ingredientes y luego con la mezcla forma 10

hamburguesas.

8. En una sartén grande, dora las hamburguesas durante 10 minutos por cada lado.

9. Retíralas y colócalas en una bandeja para hornear forrada con papel pergamino.

10. Hornea durante 50 minutos o hasta que estén bien cocidas.

Fideos De Calabacita Salteada

Ingredientes:

- 2 cditas. de ajo molido
- 2 cdas. de cebolla picada
- 1 cdita. de pimienta
- 2 calabacitas (calabacines) medianas
- 6 huevos de codorniz cocidos
- 2 cditas. de aceite de oliva

Procedimiento:

1. Corte las calabacitas por mitad y retire las semillas.
2. Utilizando un pelador en juliana, corte la calabacita en forma de fideo y reserve.
3. Precaliente una sartén a fuego medio y agregue aceite de oliva.
4. Cuando esté caliente, agregue el ajo y la cebolla. Salteé hasta que se tornen aromáticos y con tono ligeramente marrón.
5. Agregue los fideos de calabacita y los huevos, y sazone con pimienta.
6. Lleve a platos para servir y disfrute caliente.

Sopa De Camarones Y Tomate

Ingredientes:

- 2 cdita. de ajo en polvo
- 1 cdita. de orégano
- 2 taza de consomé de pollo bajo en sodio
- 490 g de camarones frescos
- 490 g de jitomate
- 4 cdas. de pimiento rojo picado
- 4 cdas. de albahaca picada

Procedimiento:

1. Precaliente el horno a 210°C (410°F) y prepare cacerola para hornear con papel aluminio.
2. Coloque los jitomates y hornéelos hasta que se desgarren y liberen pulpa.
3. Retire los jitomates y llévelos a una licuadora.
4. Licúe bien hasta que todo se suavice.
5. Vacíe el puré de jitomate en una olla junto con el consomé y sazone con el pimiento, la albahaca, el ajo y el orégano. Lleve a hervir.
6. Cuando comience a hervir, reduzca la flama y agregue los camarones.

7. Mantenga a fuego lento.

8. Cuando estén cocinados los camarones, lleve a platos para servir y disfrute bien caliente.

Filete De Ternera Con Espárragos

Ingredientes:

- 1 de taza de cebolla picada
- 490 g de espárragos picados
- 1 taza de jitomate cherry cortados a la mitad.
- 1 taza de hojas de menta picadas
- 1 taza de perejil picado
- 490 g de solomillo (filete, lomo) de ternera
- 1 cdita. de pimienta
- 2 cdas. de jugo de limón
- 2 cdas. de aceite de oliva

Procedimiento:

1. Precaliente una sartén o plancha a fuego medio.
2. Sazone el filete con pimienta y cocínelo hasta que alcance el punto deseado.
3. Llévelo a un plato para servir y luego córtelo en rebanadas.
4. Por otro lado, caliente un horno a 230°C (480 °F) y luego prepare una bandeja de horneado con papel aluminio. Reserve.
5. Ahora, mezcle el aceite de oliva, el jugo de limón y la cebolla en un tazón.
6. Agregue los espárragos, el jitomate cherry,

las hojas de menta y el perejil y remueva para combinar.

7. Distribuya la mezcla de vegetales en la bandeja con aluminio y horneé por 45 minutos, hasta que el espárrago esté crujiente.

8. Para servir, coloque esta mezcla al lado del bistec y disfrútelo inmediatamente.

Pollo Con Lima Y Ajo

Ingredientes:

- 2 cditas. de ajo en polvo
- 1 cdita. de tomillo
- 2 cdas. de mantequilla con sal
- 4 cditas. de aceite de oliva
- 2 limas frescas
- 490 g de pechuga de pollo deshuesada
- 1 cdita. de pimienta negra
- 1 cdita. de pimienta de cayena (ají en polvo)

1. Combine la pimienta negra, la cayena, el ajo y el tomillo en un tazón.
2. Revuelva bien.
3. Frote el pollo con la mezcla y déjelo reposar 10 minutos.
4. Precaliente una sartén a fuego medio y vierta la mantequilla.
5. Coloque el pollo y salteé hasta que tome un color ligeramente oscuro.
6. Asegúrese que queda completamente cocinado.
7. Corte las limas por mitad y exprima su jugo sobre el pollo.
8. Cocine por otros 10 minutos y luego lleve a un molde para servir.
9. Sirva y disfrútelo caliente.

Pizza De Coliflor Con Queso Fundido

Ingredientes:

- 2 cdita. de orégano
- 2 cdas. de cebolla picada
- 1 de cdita. de pimienta
- 2 racimos de coliflor
- 2 huevos orgánicos
- 2 taza de queso mozzarella rallado

1. Precaliente un horno a 250C (430°F) y prepare un recipiente apto para hornear con papel para horno.
2. Coloque la coliflor en el microondas a nivel medio por 2 minutos.
3. Lleve la coliflor a un procesador de alimentos y muela hasta que tome la textura de arroz.
4. Combine el arroz de coliflor con los huevos y sazone con orégano, la cebolla y pimienta. Mezcle bien.
5. Vierta la mezcla en el recipiente para hornear y extienda de manera uniforme.
6. Espolvoreé el queso mozzarella sobre la coliflor y horneé por 40 minutos, cuando el queso se haya derretido.

7. Ahora, retire del horno y coloque en una superficie plana.
8. Sirva y disfrute caliente.

Salmón Horneado Con Limón

Ingredientes:

- 4 cdas. de mantequilla
- 1 taza de jugo de limón
- 2 limón fresco
- 40 cditas. de aceite de oliva
- 500 g de filete de salmón
- 2 cdita. de pimienta negra

1. Precaliente un horno a 210°C (420°F) y engrase una bandeja para hornear con aceite de oliva.
2. Coloque el filete en la bandeja y espolvoreé pimienta en todo el pescado.
3. Corte el limón en rebanadas y acomódelo alrededor del salmón.
4. Agregue mantequilla en la parte superior del pescado y ponga a hornear por 50 minutos, hasta que el salmón esté opaco.
5. Una vez listo, retire del horno y disfrútelo de inmediato.

Calabaza Asada Con Kale

Ingredientes:

- 4 cditas. de aceite de oliva
- 1 cdita. de canela
- 2 tazas de kale picado
- 2 tazas de calabaza *butternut* (violín, cacahuete)

Procedimiento:

1. Precaliente un horno a 230°C (440°F) y prepare una bandeja de hornear con papel aluminio.
2. Coloque la calabaza picada, luego agregue el aceite de oliva, la canela y revuelva bien para que se mezcle.
3. Horneé por 50 minutos o hasta que la calabaza esté blanda.
4. Retire la bandeja del horno y esparza el kale picado sobre la calabaza.
5. Vuelva a hornear por unos 30 minutos más o hasta que el kale se cocine.
6. Lleve a un plato para servir, procurando quede bien combinado.
7. ¡Disfrútelo!

Filete De Lomo De Cerdo A La Pimienta

Ingredientes:
- 4 cdas. de salsa de coco aminos (de no conseguir, utiliza salsa de soya reducida en sodio)
- 2 cda. de ajo en polvo
- 450 g. de lomo de cerdo
- 2 cdita. de pimienta negra

1. Precaliente un horno a 250°C (440°F) y prepare una bandeja con papel aluminio.
2. Coloque el lomo y espolvoreé la pimienta negra y el ajo sobre la carne.
3. Rocíe la salsa de coco aminos sobre la superficie y horneé por 40 minutos.
4. Una vez listo, retire el lomo del horno y lleve a un recipiente.
5. Sirva y disfrute de forma inmediata.

Caldo De Cola De Buey Con Kale

Ingredientes:

- 1 cdita. de nuez moscada
- 2 tazas de caldo de carne reducido en sodio
- 2 tazas de kale (col rizada) picado.
- 490 g de cola de buey cocida
- 1 taza de cebolla picada
- 1 cdita. de pimienta

Procedimiento:

1. Coloque las colas cocidas en una olla y agregue el caldo de carne.
2. Agregue la nuez moscada, la pimienta y la cebolla. Lleve a hervir.
3. Cuando hierva, agregue el kale y mezcle.
4. Lleve a platos para servir.
5. Disfrute bien caliente.

Pollo Sabroso A La Parrilla

Ingredientes:

- 2 cdita. de jalapeño cortado en cubos.
- 2 cdas. de aceite de oliva
- 1 cdita. de pimienta negra
- 490 g de pollo deshuesado
- 2 cdita. de ajo en polvo

Procedimiento:

1. Combine el ajo, el jalapeño, la pimienta negra y el aceite. Revuelva bien.
2. Frote el pollo sobre el jugo preparado y marine por unos 40 minutos.
3. Guarde en el refrigerador para mantenerlo fresco.
4. Precaliente una parrilla a fuego medio y ase el pollo.
5. Una vez listo, coloque en platillos para servir y disfrútelo caliente.

Brochetas De Camarones Al Tomate

Ingredientes:

- 2 taza de yogurt natural
- 2 cdas. de jugo de limón
- 1 cdita. de pimienta
- 490 g de camarones
- 1 de jitomate cherry
- 1 cdita. de curry

1. Mezcle el yogurt con el curry y el limón.
2. Sazone con pimienta y luego agregue los camarones a la mezcla.
3. Con su mano, comprima los camarones para que penetre bien el jugo.
4. Inserte los camarones y los jitomates y luego colóquelos en un plato.
5. Precaliente una parrilla a fuego medio y ponga a asar las brochetas.
6. Una vez listas, llévelas a platillos para servirse y disfrutar inmediatamente.

Tortitas De Atún Con Salsa De Limón

Ingredientes:

- 4 cdas. de harina de coco
- 1/3 de taza de leche de coco
- 1 taza de queso cheddar rallado.
- 500 g de filete de atún
- 2 huevo orgánico
- 2 cda. de mantequilla derretida
- 2 cdas. de puerros picados

1. Precaliente un horno a 210°C (410°F) y prepare una charola con papel para horneado.
2. Coloque los filetes de atún en un procesador de alimentos, agregue la mantequilla, 5 cdas.
3. de harina de coco y el huevo. Procese hasta que quede suave.
4. Agregue los puerros picados a la mezcla, revuelva, y luego haga pequeñas tortitas. Colóquelas en la charola.
5. Horneé por 40 minutos o hasta que queden bien cocinadas.

6. Ya listas, retire del horno y colóquelas en un recipiente.

7. Por otro lado, vierta la leche de coco en una olla y caliente a fuego lento.

8. Tome una cucharada de la leche y mézclela con la cucharada restante de harina de coco.

9. Regrésela a la olla y luego agregue el queso rallado.

10. Mezcle bien hasta que el queso esté completamente fundido.

11. Esta mezcla será una salsa para acompañar las tortitas.

12. Presente el platillo junto con la salsa y disfrute inmediatamente.

Salmón Frito Con Pesto Verde

Ingredientes:

- 500 g de filete de salmón
- Aceite de coco, para freír
- *Para el pesto:*
- 1 de taza de chile verde
- 4 chalotas (chalotes)
- 2 cdita. de jugo de limón
- 2 cdita. de cilantro
- 2 cdita. de ajo en polvo

1. Rocíe el salmón con jugo de limón, y luego úntelo con el ajo y cilantro.
2. Coloque el salmón sazonado en un recipiente para marinarlo unos 40 minutos.
3. Llévelo al refrigerador durante este proceso.
4. Ya marinado, precaliente una sartén a fuego medio y agregue aceite de coco.
5. Cuando esté caliente el aceite, incorpore el salmón y fríalo hasta que ambos lados estén ligeramente marrón.
6. Por otro lado, ponga el chile verde y los

chalotes en un procesado y muela hasta que quede suave.

7. Lleve esta mezcla a un tazón y agregue 4 cdita.

8. de aceite de coco de la sartén. Mezcle bien.

9. Retire el salmón de la sartén y separe el aceite en exceso.

10. Coloque en platillos para servir con el pesto verde.

11. Disfrútelo caliente.

Chips De Calabacita

Ingredientes:
- 2 cda. de aceite de oliva
- 2 cdita. de pimienta
- 2 calabacitas (calabacines) medianas

1. Precaliente un horno a 210°C y prepare una bandeja para hornear con papel aluminio.
2. Corte las calabacitas en rebanadas delgadas y mézclelas con el aceite de oliva.
3. Coloque las rebanadas sobre el aluminio.
4. Espolvoreé la pimienta y horneé por 30 minutos o hasta que queden crujientes.
5. Retire del horno y lleve a un recipiente para compartir.
6. Disfrute calientes o al ambiente.

Melocotón A La Parrilla

Ingredientes:
- 2 cdas. de mantequilla
- 2 cda. de ralladura de naranja
- 4 melocotones

1. Precaliente una parrilla a fuego medio.
2. Corte los melocotones en mitades y póngalos sobre la parrilla, con el lado interno hacia el calor y el lado externo hacia arriba.
3. Unte el lado externo con mantequilla y deje ahí por unos 5 minutos.
4. Ahora gire los frutos con el lado interno hacia arriba, y también unte mantequilla por ese lado.
5. Espolvoreé la ralladura de naranja en la superficie de los melocotones y continúe asando hasta que estén tiernos.
6. Lleve los melocotones a un recipiente para compartir y disfrute de este aperitivo.

Coliflor Con Queso A La Parrilla

Ingredientes:

- 1 taza de aceite de oliva
- 1 cdita. de pimienta negra
- 1 taza de queso parmesano desmoronado
- 2 tazas de racimos de coliflor troceados
- 1 taza de cebolla picada
- 2 cdita. de ajo en polvo

1. Precaliente un horno a 250°C (450°F) y prepare una bandeja con papel para hornear.
2. Coloque la coliflor en un tazón y agregue la cebolla picada y el ajo en polvo.
3. Rocíe con el aceite de oliva y remueva para combinar.
4. Lleve la coliflor a la bandeja para hornear y distribuya uniformemente.
5. Horneé por 55 minutos o hasta que la coliflor esté crujiente.
6. Cuando termine, retire la bandeja del horno y espolvoreé el queso parmesano y pimienta sobre su superficie.
7. Vuelva a hornear por otros 30 minutos y luego lleve a un plato recipiente para

servir.

8. ¡Disfrute!

Crujientes De Queso

Ingredientes:

- 2 taza de agua
- Aceite de oliva, para freír
- 490 g. de queso mozzarella
- 1 de taza de harina de almendras

Procedimiento:

1. Corte el queso en palitos y enróllelos sobre una cama de harina de almendra.
2. Tome los palitos y luego sumérjalos en agua.
3. Regrese a la cama de harina y repita el proceso una vez más.
4. Precaliente una sartén a fuego medio y vierta aceite de oliva.
5. Cuando esté caliente, ponga los palitos y fríalos hasta que adquieran un color ligeramente dorado.
6. Retire los palitos de la sartén y aparte el aceite en exceso.
7. Coloque en un recipiente para servir y disfrute de esta deliciosa botana.

Preparado De Aguacate Y Canela

Ingredientes:
- 2 cdita. de canela
- 2 aguacates maduros

Procedimiento:

1. Corte los aguacates en mitad y retire la semilla.
2. Utilizando una cuchara, retire la pulpa y luego macháquela hasta hacer un puré.
3. Espolvoreé la canela y disfrútelo inmediatamente.

Ensalada De Frutas Con Chile

Ingredientes:

- 1 taza de piña picada
- 1 taza de jugo de naranja sin azúcar
- 1 cdita. de tamarindo
- 2 cdita de chile picado
- 1 taza de manzana picada
- 1 taza de mango picado
- 1 taza de pepino picado

1. Coloque todas las frutas en un tazón para ensalada.
2. Combine el jugo de naranja con el tamarindo y el chile.
3. Mézclelos bien.
4. Vierta la mezcla sobre las frutas y revuelva.
5. Sirva en el momento o guarde en el refrigerador si va a consumirlo más tarde.